内经要文微悟

张祥风　陈慧　编著

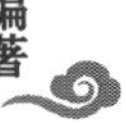

上海科学技术文献出版社
Shanghai Scientific and Technological Literature Press

图书在版编目（CIP）数据

内经要文微悟 / 张祥风，陈慧编著．—上海：上海科学技术文献出版社，2023

ISBN 978-7-5439-8879-8

Ⅰ．①内… Ⅱ．①张…②陈… Ⅲ．①《内经》—研究 Ⅳ．① R221

中国国家版本馆 CIP 数据核字（2023）第 113033 号

责任编辑：王　珺
封面设计：合育文化

内经要文微悟
NEIJING YAOWEN WEIWU
张祥风　陈　慧　编著
出版发行：上海科学技术文献出版社
地　　址：上海市长乐路 746 号
邮政编码：200040
经　　销：全国新华书店
印　　刷：上海新华印刷有限公司
开　　本：787mm×1092mm　1/32
印　　张：7.625
字　　数：134 000
版　　次：2023 年 8 月第 1 版　2023 年 8 月第 1 次印刷
书　　号：ISBN 978-7-5439-8879-8
定　　价：45.00 元
http://www.sstlp.com

作者张祥风简介

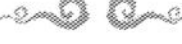

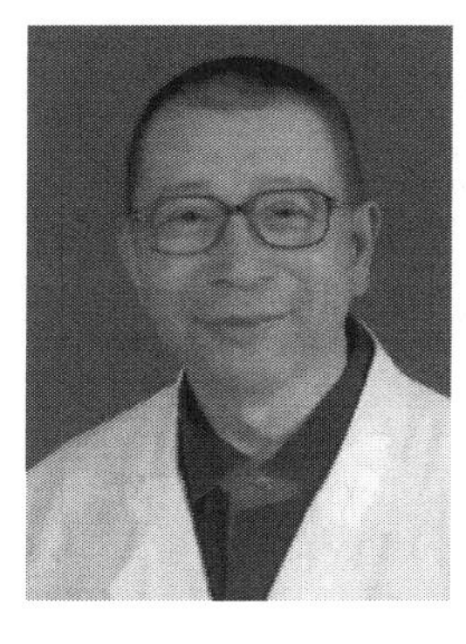

张祥风先生，副主任医师，1943年出生于中医世家，从事中医临床工作至今有50余年。擅长内科、妇科及冬令膏方之调理等。1962年1月起，师从孟河医派丁氏学派丁仲英之门人朱维德先生六年整，并在上海邮电医院工作，直至2003年9月退休。

传承弟子有王丽君、汤百艳、陆红亚、高鹏、田双林、张游华、刘霁、夏宇虹、岳睿、杜锦芳、林盛明、李玉梅、郑晓燕、孙娜娜、唐丹艺、陈慧、丁敏、王思凝、黄斓等50余人。编著有传承孟河丁氏学派阐述《伤寒论》《金匮要略》《黄帝内经》专著的《伤寒微悟》《金匮微悟》《内经要文微悟》等医书，著有总结临证经验的《张祥风医案》等医书；发表论文有《风炎汤治疗胸痹》《心律失常的中医辨证施治》《中医对冠心病的认识和辨证施治》等数篇。

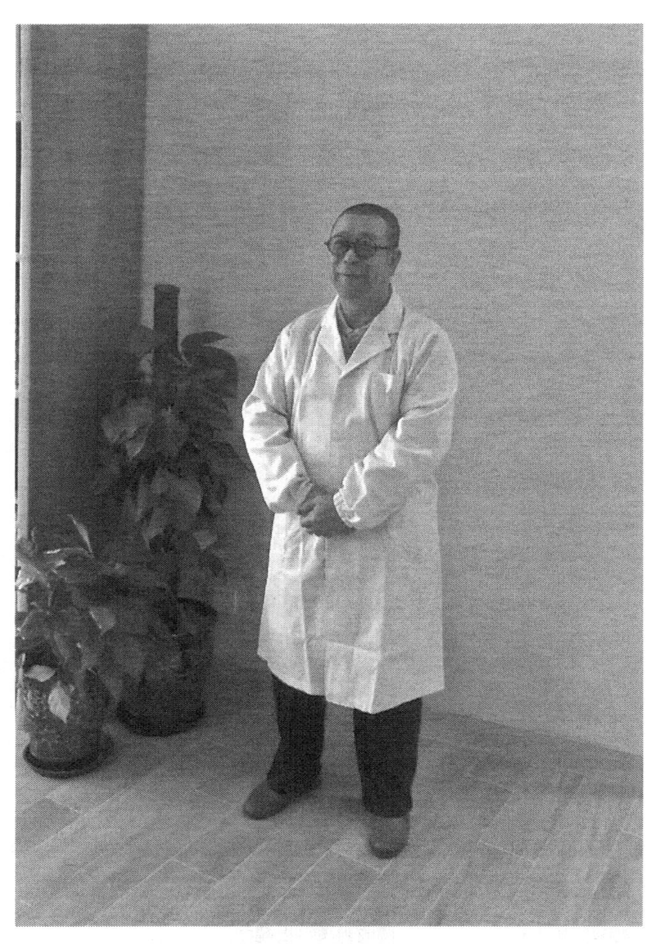

孟河医派丁氏学派张祥风先生近照 摄于 2022 年 10 月 18 日

恩师朱维德先生遗训自传

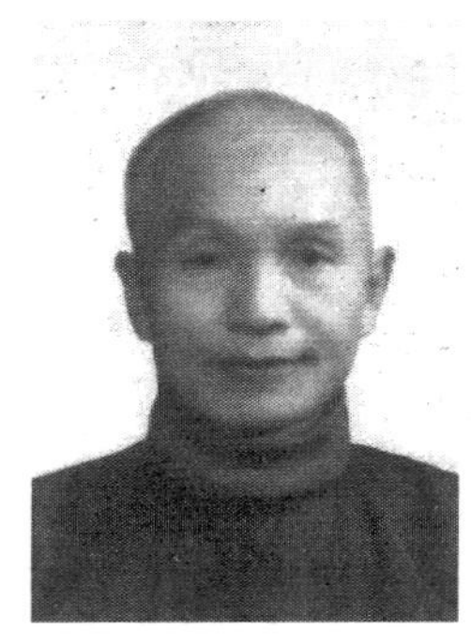

恩师朱维德先生
1901—1980

维德自幼多病，弱冠以后，学习静坐，练拳术，冀增强体质，抵抗疾病，同时有学医之志，后购得《伤寒论三家集注》，早夕研读，虽通句读，实不能得其深意。

1923年施伯英先生方自丁氏实习毕业，开始悬壶，因就学请教先生，将他在中医专门学校学习之课本相授，经过数年学习，略通门径，嗣由施师之介，从学丁仲英老师的立方用药方式，自是以后，初步掌握辨证立方之要。此时又私爱王孟英医案，专习近一年，略有心得；又涉猎临证指南、张聿青医案，而于丁甘仁医案则觉其融合古今，尤切实用。

1930年开始应诊，与瑞安姜佐景相善，渠师乃经方家曹颖甫也，读颖老《伤寒发微》《金匮发微》及其医案数则，从此对仲景经方始敢应用，数十年来临证读书，觉今方之妙者，自在经方的基础上发展而来，只要辨证准确，经方尤有速效。对后学觉必须先令学习《内经》《伤寒》《金匮》以立正确的基础，再习温病时方以宏其规模，选习古今医案，以开眼界，基础既固，而须略通现代医学，然后临床学习，庶无茫然于证候，滥施不对证之药方，而贻学医人费之害。

沪上朱维德口述

门弟子张祥风笔录

时值公元一九六三年十月十七日

序　一

《黄帝内经》分为《素问》和《灵枢》二部，在祖国医学文献中，它是一部最早的古代医学经典著作，通过黄帝和岐伯、伯高等的对话问答形式，将我国古代百姓在与疾病斗争中长期积累起来的宝贵经验，加以详细阐述和总结记载。所以，它是祖国医学遗产中的辉煌巨著，也是每个中医从业者应当熟读和深研终生的必读之书。

《黄帝内经》全书内容蕴藏丰富，包揽尽至天文地理医道养生等，然以文句古奥难释，实令初学者不知精粗，无所适从，是以为深邃难学，望而生畏。早有唐朝王冰的《黄帝内经素问》问世，虽在原文之旁注有小字之解，惜以文句过于精简，实难解渴；后世的《内经知要》条文摘选，亦不曾有多加详释。此后历朝皆有诸多的《内经》注解，各抒己见，各有千秋，真谓百帆相争，各有千姿，美不胜收！

今之编著《内经要文微悟》一书的本意，及其成书之大概过程，是以吾拜孟河医派丁氏学派的朱维德先生为师后，恩师在六十年前曾为我授课讲解《内经》，师将《黄帝内经》《素问》和《灵枢》中的重要原文摘要选择，是以计有二百八十条之集成，数十年来虽时常复学，然总以为有束之高阁。我在四年多前，适逢欲为常州孟河医派入室女弟子陈慧授学讲课，正愁她无《内经》的教学课本，可取以提供学习，于是重拾起我在当年跟随恩师学习时，所摘选的《内经》要文可为今用，遂为我弟子陈慧将此《内经》要文予以授课讲解，在我恩师朱维德先生当年讲课的基础上，且添加我自已的微悟理解，是以逐条逐句逐字予以详释细讲，历经十月有余的努力，终于完成了《内经》课程的教学，嗣后更有丁敏、王思凝、黄斓，三位入室弟子，复再分别为她们讲解过一遍，此时，自以为炉火之已有，虽未至之纯青，但其大概梗略初成，后应孟河医派传承的需要，由常州新北区卫健局工作的秦建兴老师提议策划，遂要求陈慧按我思绪，将我在讲课时的所有原意，落笔起草，于是初稿既已成文，其后再经过我约有八九次的苦心文饰修改，最终乃以《内经要文微悟》之书名，成功定稿，是以存世其说可为有据，而有利于孟河医派丁氏学派之传承发扬光大。

《黄帝内经》是以阴阳五行学说为基础理论，结合天人相应的整体观念，始终贯穿在整个人体的藏象经络、病因病机、诊病、治病、养生预防等内容中，故本书的二百八十条原文，共组成八篇，是以先后为之序次，阴阳五行、调元保真、天人相应、五藏六府、经络学说、病因病机、诊法、治法，条文篇章虽与《黄帝内经》原书全文相较，显为言简意少，然其精华已有大概初步之包揽至矣。我觉得初学读者，倘若能先对照书仔细慢读，虽以粗知其大略，亦必会有所好处，若更能以此有所提高新解，是为不负我恩师朱维德先生和我传承解说《黄帝内经》的一片苦心也。

《黄帝内经》是书为四大经典之首，孟河医派的四位代表人物费、马、巢、丁，无不都是以熟读经典，运用经典，视之为规矩，遵之为准绳也。是故孟河医派的前辈医家之传承，历来十分重视经典的学习，皆以必修必读《黄帝内经》者之是也，今以《内经要文微悟》的付之梨枣，是为广大孟河医派后学之辈，铺开启蒙之路也。

何况《内经要文微悟》此书，可与我之前由复旦大学出版社出版的《伤寒微悟》《金匮微悟》相配成套，四大经典已有三悟完成，诚为吾之欣慰也。

本书是以适宜孟河医派师承带徒学习经典之丛书，亦可视为中医师学习进修的参考读物，也适合广大中医爱好者的阅读学习。本书倘若有所疏漏不切之处，祈请诸贤哲读者，益加指出为盼，共商之。谨是以此为序。

孟河医派丁氏学派朱维德先生之弟子

八十老叟不倒翁张祥风谨识

公元二零二二年十二月八日

农历壬寅寒冬十一月十三日

序　二

曾在十余年前，我和老中医张祥风先生在一次孟河医派的会议中相识，他长着一副慈祥和蔼的可亲脸，讲着一口道地的上海本地话，更是孟河医派丁氏学派的第四代传承弟子。后来被邀请到常州新北孟河中医门诊部上班坐诊，我每次去拜访他时，先生都坚持用孟河医派的“和缓醇正，治法灵活”的医道，在为病人开处方和带教学生。有次去上海拜访张老，在上海繁华地段静安寺附近的雷允上中医门诊部坐诊，只见患者都在长龙排队地耐心等候。平时我在和张老交流中医知识时，他都耐心仔细地解答。在谈到当前的孟河医派如何传承和探讨如何发展时，我们两个有共同的想法，就是要复原到以前张老等老一辈孟河中医的传承方式，在学习孟河医派时须有专门课本和重拾他们当年的学习方法，为此我和张老曾有多次谈到，当今我们急需要有一套完整的学习孟河医派的书籍，用以作为授学传承课本是十分重要，所以也就有萌发撰写这套“孟河医派传承系列丛书”的想法；“孟河医派传承系列丛书”的名称，是由张老和我最终确定的，如今在张老和他的弟子努力下，终于由出版社出版的《内经要文微悟》一书，正是其中之第一，本书的出版是为孟河医派的传承和发展留下了宝贵的财富，在此我表示衷心感谢和热烈庆贺，同时对各位读者来说，在读了这本书后，一定会有所斩获！我们要努力继承和发扬孟河医派，今后我们还将继续编著出版相关孟河医派的传承系列丛书，供广大读者学习参考。故本书《内经要文微悟》，既是学习孟河医派的传承系列丛书之一，也是中医爱好者学习中医基础理论的用书。是以为序。

常州国家高新区（新北区）卫生健康局　秦建兴

二〇二二年十二月十二日

序　三

我自幼喜爱中医文化，抱有向往学习中医的心愿极强，然由某些原因未能实现进入中医药大学学习中医专业。后因机缘际会，进入孟河医派传承书院学习中医专业，在书院有幸拜在沪上孟河医派丁氏学派名老中医张祥风先生之门下，每日跟随张祥风先生临证抄方计有五年整，每日晚上聆听张祥风先生的关于四大经典原文和中医基础理论的授学讲课，乃得先生之倾囊相授，是为此生的幸事，如今我已出师，真是感恩不尽！

张师学验具丰，用药灵轻廉验，擅治内妇旁及外幼等各科杂病，寻医问药者无数，但无论贵贱贫富，长幼妍蚩，怨亲善友，华夷愚智，总是一视同仁，急病患者之所急，其医德之高尚，医术之精湛，使我感念终身，受益终身。

张师为人谦和，学识渊博，以传授医道经验，培养后学为重大己任，教学时思路清晰，由浅入深，让我学习起来能容易就能理解，能够毫不费力。在五年的学习中，张师为我授学讲课计有十数门中医课程，中医经典包括《黄帝内经》条文摘选，自编教材《伤寒微悟》和《金匮微悟》，还有《温病条辨》《温热经纬》《时病论》《中医内科学讲义》和《温病学讲义》《中药学讲义》《诊断学讲义》《方剂学讲义》《中医学概论》和孟河丁甘仁立方用药方式等。通过在张师门下认真严谨的学习氛围，让我深感学者必严其师，师严然后道尊，道尊然后笃敬。

《黄帝内经》乃我国现存最早的医学典籍，分为《素问》和《灵枢》两部分。《素问》讲述中医基础理论及五运六气，《灵枢》侧重于针灸。本书文辞古奥，初学时使人读后一头雾水，张师对《内经》理解颇深，总是能深入浅出地用简单易懂的语言进行解释，为有利于孟河医派学子的授学传承和广大中医人或爱好者的阅读需求，今遵吾师张祥风先生重托嘱咐之命，将吾师上课时关于《内经》原文摘要的讲解内容给予整理成文，嗣后经张师的不辞辛劳，先后历经八九次的精心修改，终于定稿成书名为《内经要文微悟》。这是一件有利于孟河医派传承的极为重要的大事，愿我们同庆共贺《内经要文微悟》的面世！不忘初心，完成孟河医派的传承大业！

《内经要文微悟》共选注《内经》的原文二百八十条，突出重点，论述详细，分析透彻，不落窠臼，对于广大读者来说，大有裨益。谨为之以序。

张祥风先生之嫡传入室弟子　陈慧

二〇二二年十二月十八日

序　四

吾师张祥风先生出身于中医世家，自幼受祖父之熏陶教诲，幼承庭训，耳濡目染。弱冠之后，师从沪上一代名医丁仲英之门人朱维德先生，随学六载，深得其传，学成后悬壶济世，病起沉疴，活人无数，至今五十余载，成为孟河丁氏学派之第四代传承人。

中医仁术，活人济世，然中医著作皆蹇涩难懂，中医学子唯中医书本，往往临床只见树木，不见森林。吾师常自谦为孟河医派中转站，在学术上对学生毫无保留，倾囊相授。在吾倍感迷茫之际，有幸得识吾师张祥风先生，遂拜师名下，听师讲课，随师抄方。想来不觉一晃已有十余载，临床工作更是深得其益，故倍感学习经典之必要。

吾师勤求古训，博采众方，日常诊务非常繁忙，然在百忙之中，仍不忘为学子讲授《伤寒论》《金匮要略》《黄帝内经》等经典著作，目的是为吾等学子打好中医基础，厚积薄发。在这教学相长的过程中，吾师笔耕不辍，相继编著出版了《伤寒微悟》《金匮微悟》《张祥风医案》三部著作。吾师常曰“《内经》乃行医之大法，实验之定律”。对

《内经》喜爱之情溢于言表，今获悉《内经要文微悟》之行将出版，吾等众弟子欣喜叹服，唯以努力学习，不负师望，不忘教诲，以报师恩。谨以为之序。

孟河医派丁氏学派张祥风先生之嫡传弟子　田双林

二〇二二年十二月十六日

目 录

第一章　阴阳五行篇

【原文之一】阴阳者。天地之道也。万物之纲纪。变化之父母。生杀之本始。神明之府也。治病必求于本。(【素问·阴阳应象大论】)

【解读】阴阳是个机动的代名词，它必须具有截然相反但又不可分割，且相互促进的两个方面组合而成。人们在天地间生活，上为天，下为地，故将天地空间用以象征代表宇宙，其中有无数的事物，时常会发生不断的变化，探究宇宙间万物发生变化的根本道理，总结其规律，皆离不开“阴阳者”也。阴阳乃天地间万物发生变化的必然规律，故“阴阳者”是为“天地之道也”。其间的任何事物引起之变化，皆是按照阴阳规律而决定之也，故阴阳是万物发生变化之纲要。更显见阴阳是造就万物发生变化之根本，故曰：阴阳是“变化之父母”。就人之生死及本始终末过程而言，亦是决定于由阴阳变化而发生的结果，故曰：阴阳是“生杀之本始”。由于阴阳包含汇聚着无穷的道理，是用来解说万物发生深奥奇妙变化的由来，故曰：

阴阳是“神明之府也”。医工在探究疾病的病因及诊断治疗的过程时，更是离不开从阴阳这个根本上去寻求，如此才能取得相应的效验，懂得阴阳这个道理而照着去做，就是“治病必求于本”之谓也。

综上之述，人们在长期的生活中，观察和总结到万般事物的发生发展，都可以用阴阳这个词去解说它。由阴阳变化而形成的规律，可以用来说明自然界所有变化的道理。由此可见，阴阳者，是为天地之道也，也是万物所出现或大或小等变化的纲领要点，更是万物会发生变化的父母，以及所以会有生死的根本原因。在阴阳二者间，包含着无穷深奥高妙道理的汇聚，故称阴阳是为神明之府也，体现在治病时，更必须从阴阳两个方面着手，才是必求于本之法也。

【原文之二】积阳为天。积阴为地。阴静阳躁。阳生阴长。阳杀阴藏。阳化气，阴成形。（【素问·阴阳应象大论】）

【解读】无形之气属阳，禀性轻清，上扬升起，积累至大而无边者，则为之是天，故曰“积阳为天”。重浊之质是为阴，禀性沉下有形至厚积凝结之极者，则为之是地，故曰“积阴为地”。万物的阴阳属性，大凡是向上的，光明的，躁动的，生发的，积极的，无形的，则是为阳；诸如是在下的，阴暗的，安静的，贮藏的，消极的，有形的，而能化生为力量的物质者，则是为阴。所以说，经文描述“阴静阳躁。阳生阴长。阳杀阴藏。阳化气。阴成形”。是以彰显归纳阴阳之不同属性和相反的功能，实已一目了然矣。阴阳是临证中的八纲辨证之一，故辨证须先确定是阴证或阳证，始可找出疾病之病因病机，开具对证方药，从而能不失时机地治愈疾病。

综上之述，无形之阳气上升积累是为天，有形之浊阴沉下蓄积是为地。阴之禀性是为宁静，阳之禀性是为躁动。阳者之所主为生发；阴者之所主促成长。阳的特性为肃杀，阴的表现主收藏。阳可以将阴化为气，阴可以将气变成形。照此分辨，乃知何者属阴，何者为阳，可谓一目了然也。

【原文之三】天地者。万物之上下也。阴阳者。血气之男女也。左右者。阴阳之道路也。水火者。阴阳之征兆也。阴阳者。万物之能使也。(【素问·阴阳应象大论】)

【解读】阴阳是一个抽象的代名词，具有相对性和统一性。阴阳可以通过观察来认识，阴阳的具体存在可举天地、血气、男女、左右、水火者为例去解释。阴阳的相对性，犹如天与地，天无形，地有形，万物在其中，故天地者，天在万物之上，地在万物之下也。阴阳的属性，犹如水属阴而性寒，主润下；火属阳而为热，主炎上；水火者，是可见的阴阳之征兆也。血气男女和左右者，足以证明阴阳的相对性和统一性。万物离不开阴阳之存在，阴阳变化能促使万物之生成也;故曰“阴阳者,万物之能使也”。

天和地之两者间,万物存在于其中,所以说,万物之上是为天,万物之下属为地。阴阳的具体比喻,犹如天地、血气、男女、左右、水火那样的密切关系,它们相互之间既相反,却又不可分割而不单独存在。所以,万物离不开阴阳的变化,阴阳造就了万物的生长过程也。

【原文之四】天为阳。地为阴。日为阳。月为阴。……阴阳者。数之可十。推之可百。数之可千。推之可万。万之大。不可胜数。然其要一也。……阴阳之变。其在人者……。亦数之可数。(【素问·阴阳离合论】)

【解读】天在上是为阳,地在下是为阴。太阳是为阳,月亮是为阴。……宇宙间可以用阴阳来代表和说明的事物极其广泛,如果用阴阳的方法来推演,先数之可十,由十推演之可到百,由百数之推演可到千,由千数推演之可到万,万数之大再推演下去,乃不可胜数之为无限止,可虽谓之曰“不可胜数”,然其推演之要点,不外乎是一个阴阳的变化也。……故将阴阳之间的变化,其用在人身上者,也有它的一定规律可循证……。若人体阴阳亦以数之去推演,同样可有无限数的计算也。故曰“亦数之可数”。

【原文之五】恍惚之数。生于毫厘。毫厘之数。起于度量。千之万之。可以益大。推之大之。其形乃制。

(【素问·灵兰秘典论】)

【解读】在那些似有似无的数字中，最先也是起源于极其微小的毫厘度量单位，故欲知其“毫厘之数”者，在起用于尺度去测量之后就可以也。然而，即便是这些极其微小的毫厘数目，在日积月累后，也会成为千之万之，可以益再加大，甚至推演之为更大之，然此同样须用尺度去测量之，则能知其数之更大，最终乃显于目之明白然矣。

就人体疾病而言，也是如此的道理，故在疾病初露端倪时，就要引起高度的重视和及时防治，否则在病情发展到一定程度时，其形体之证候已是彰然显著，则病情会变得十分复杂而危险严重，此时乃去治疗而制止其病，就会显得非常晚了，故在一旦造成十分被动的局面后，此时已成为棘手和难以治愈之也。此段经文是古人用数字做比拟，教导人们在预防疾病方面，要有见微杜渐的思想。

【原文之六】阴中有阴。阳中有阳。平旦至日中。天之阳。阳中之阳也。日中至黄昏。天之阳。阳中之阴也。合夜至鸡鸣。天之阴。阴中之阴也。鸡鸣至平旦。天之阴。阴中之阳也。故人亦应之。(【素问·金匮真言论】)

【解读】古人将白昼与黑夜的变化，划分为四个阶段，即上午，下午，天黑后的上半夜和天黑后的下半夜，并将具体的变化过程，再与阴阳的消长相配而加以解说，就此教导人们在生活中的具体作息规律，必须保持与昼夜的变化相一致，从而能顺应阴阳变化，起到养生和延年益寿之目的。

古人指出，一天之中，白天为阳，黑夜为阴，然而阴中有阴，阳中有阳。在平旦（太阳刚升起时，即卯时）至日中（即午时），天之阳气旺盛，是一天中的“阳中之阳也”。从日中（即午时）至黄昏（即酉时），天之阳气渐衰，此为“阳中之阴也”。合夜（即酉时）至鸡鸣（即子时），天之阴气至盛，此为“阴中之阴也”。鸡鸣（即子时）至平旦（即卯时），天之阴气渐衰，阳气初生，此为“阴中之阳也”。按此所说，上午为阳中之阳，下午为阳中之阴；前半夜为阴中之阴，后半夜为阴中之阳。故人体的阴阳变化，亦当与其相应之也。

【原文之七】夫言人之阴阳。则外为阳。内为阴。言人身之阴阳。则背为阳。腹为阴。言人身藏府中阴阳。则藏者为阴。府者为阳。肝。心。脾。肺。肾五藏皆为阴。胆。胃。大肠。小肠。膀胱。三焦六府皆为阳。……故背为阳。阳中之阳心也。背为阳。阳中之阴肺也。腹为阴。阴中之阴肾也。腹为阴。阴中之阳肝也。腹为阴。阴中之至阴脾也。此皆阴阳表里。内外雌雄相输应也。故以应天之阴阳也。(【素问·金匮真言论】)

【解读】古人将人体的各个部位用阴阳来划分，凡在外部的躯体四肢属阳，在体内的藏器属阴。再从身体之躯干来划分阴阳，则背部为阳，腹部为阴。从人身体的五藏六府中来划分阴阳，“则藏者为阴。府者为阳”。故其肝、心、脾、肺、肾之五藏者，皆是为阴。其胆、胃、大肠、小肠、膀胱、三焦之六府者，皆是为阳。……故以背为阳，心主火，阳中之阳是为心藏也。背为阳，相对于心而言，阳中之阴是肺藏也。腹为阴，肾主水，阴中之阴是肾藏也。腹为阴，肝为体阴而用阳是肝藏，相对于肾而言，阴中之阳是肝藏也。腹为阴，脾为五藏之一是属阴，它能起到运转水液及将食物化生为精微等有形物质，并将其输布至全身的功能，可见脾藏的职司亦属阴，故阴中之至阴是脾藏也。以上理论阐述，皆是用阴阳以区别人体表里、内外、雌雄之关系，表明其互相贯输与相应之生理功能也。从而教导人们欲树立起以天人相应的整体观念，最终顺应宇宙间万物阴阳变化相一致的道理，是为之至要也。

【原文之八】内有阴阳。外亦有阴阳。在内者。五藏为阴。六府为阳。在外者。筋骨为阴。皮肤为阳。(【灵枢·寿夭刚柔篇】)

【解读】本条进一步扩大认识阴阳的广泛性和相对性。在人体内部有阴阳之区分，在内者，是以五藏在内为阴，六府在内为阳。在人体外部亦有阴阳之区别，在外者，其筋骨是为阴，而以皮肤是为阳。

【原文之九】三阳之离合也。太阳为开。阳明为阖。少阳为枢。三经者不得相失也。搏而勿浮。命曰一阳……。三阴之离合也。太阴为开。厥阴为阖。少阴为枢。三经者不得相失也。搏而勿沉。名曰一阴。阴阳𩅦𩅦。积传为一周。气里形表。而为相成也。(【素问·阴阳离合论】)

【解读】三阳经的分离与相合也,太阳经主表为开,阳明经主里为阖,少阳经介于表里之间为枢纽,三阳经之气者,不得相互离失也,应当抟聚一体,而勿能太浮,三阳经的经气合在一起"命曰一阳"……。三阴经的分离与组合也,太阴经主表为开,厥阴经主里为阖,少阴经介于表里之间为枢纽,三阴经之气者,不得相互离失也,应当抟聚一体,而勿能太沉,三阴经的经气合在一起"命曰一阴"。阴阳之气往来不息,流转全身,积传为一周,气充而实于里,周流于形体肌表,而以此成为阴阳内外表里间相辅相成的生理过程,就能维持正常的生命活动也。

【原文之十】阴在内。阳之守也。阳在外。阴之使也。(【素问·阴阳应象大论】)

【解读】阴阳之间是相互依赖,互根互用;既相互对立,却不可分割。阴之在内居留而能不流失,是阳之在外守护的作用也。阳之在外能起到保卫外部之职司,离不开阴在内给它不断供养有形物质的支持,使其阳能保持正常功能也。

【原文之十一】阴者藏精而起亟也。阳者卫外而为固也。(【素问·生气通天论】)

【解读】阴者，具有内藏精气的能力，而起到将有形物质亟送给人体卫外的阳气也。阳者，其职司是保卫外部，能够起到抵御外来邪气的侵犯，而为使腠理之固密也。

【原文之十二】四时之变。寒暑之胜。重阴必阳。重阳必阴。故阴主寒。阳主热。故寒甚则热。热甚则寒。故曰寒生热。热生寒。此阴阳之变也。(【灵枢·论疾诊尺篇】)

【解读】四时气候之变化，寒暑之来去胜复，往往都在阴气到了极点，就必化为阳，即冬至一阳生。阳气到了极点，就必变为阴，即夏至一阴生。故阴者是主寒，阳者是主热。故以寒到极甚，则会转化为热；热至极甚者，则会转化为寒。故曰：寒之极者，就能生热，热之极者，就能生寒。此谓为阴阳之相互转变的道理也。

【原文之十三】阳气者。若天与日。失其所则折寿而不彰。故天运当以日为光明。是故阳因而上。卫外者也。(【素问·生气通天论】)

【解读】人体的阳气者，具有卫外之功能，比若天空与太阳那样，其关系之无比密切和重要。当人体阳气运行失去其所正常时，则会使人生命夭折，令人短寿而不彰见于人世间。故曰天空之运常，当以得到太阳的光照后，而为之见到光明。是故人体阳气运行正常的关键原因，而在于保持上定要做到无间断之有规律，当达到后就会起到护卫机体在外者之功能也。

【原文之十四】凡阴阳之要。阳密乃固。两者不和。若春无秋。若冬无夏。因而和之，是谓圣度。故阳强不能密。阴气乃绝。阴平阳秘。精神乃治。阴阳离决。精气乃绝。（【素问·生气通天论】）

【解读】大凡阴阳二者间之关系要点，是以阳气之致密，使邪气不能外侵，其阴乃能固守于内。阴阳两者之失去平衡，协调不和，比若一年中只有春天而无秋天，若似只有冬天而无夏天。须使阴阳二者因而能得协调和谐之者，是为圣人的养生法度。故当阳气过强而亢盛时，则有阴气不能固密内守，从而被大量消耗，甚者使阴气乃致竭绝之境。所以阴阳间必须维持平衡固秘，即“阴平阳秘”者，精神乃能治理正常。阴阳之间一旦达到分离决绝的地步，那么，精气乃会随之灭绝而生命消亡。

【原文之十五】清阳为天。浊阴为地。地气上为云。天气下为雨。雨出地气。云出天气。故清阳出上窍。浊

阴出下窍。清阳发腠理。浊阴走五藏。清阳实四肢。浊阴归六府。(【素问·阴阳应象大论】)

【解读】大自然中的清阳之气上升，则化为天；浊阴之气下降，就凝聚为地。地气蒸发向上是为云，逢天气阴结下降则为雨。其“雨出地气”者，是由地上的水气上升，在天气的作用下，则化出为雨。而“云出天气”者，由天上的热气作用，蒸发地气上升，则变为云出。故以人体的生理变化而言，也是如此。清阳之气上升而出者，是在上窍的口、鼻、眼、耳；浊阴之气的下降泄出，是从下窍的前后二阴而走。清阳之气开发洒泄于腠理，浊阴之气流走灌注于五藏。清阳之气从表而充实于在外的四肢，浊阴之气从内而归走于在里的六府。

【原文之十六】寒气生浊。热气生清。清气在下。则生飧泄。浊气在上。则生䐜胀。此阴阳反作。病之逆从也。(【素问·阴阳应象大论】)

【解读】阴主寒，寒可将无形之阳气变生，而化之为有形重浊的物质。阳主热，热乃将有形之物蒸发为气，而变生为之轻清。故人体的阴阳必须阴平阳秘，始可保持正常的生理功能。人体之阴阳一旦乖违而不平衡，就会有疾病的发生。比如清阳之气移位在下而不上升，则会发生泄泻类疾病之飧泄。浊阴之气凝聚在上而不下降，则可发生胀满类病候之䐜胀。此乃是阴阳的反常而为之作病也，由于病气之逆乱和正气的颠倒，故而导致二者皆不得从其之位也。

【原文之十七】阴胜则阳病。阳胜则阴病。阳胜则热。阴胜则寒。重寒则热。重热则寒。寒伤形。热伤气。气伤痛。形伤肿。故先痛而后肿者。气伤形也。先肿而后痛者。形伤气也。(【素问·阴阳应象大论】)

【解读】阴之偏胜而阳弱不足于阴，则阳之因虚而变为病。阳之偏胜而阴不足于阳，则阴之被消耗而变为病。阳胜于阴则变见热象，故阳胜则见热病。阴胜于阳则彰显寒象，故阴胜则见寒症。此乃一方之因胜变实，另一方则变虚不足而发生为之疾病。诚然疾病的变化往往错综复杂，有时会寒极则见热象，热极则反见寒象，此即谓之真寒假热，真热假寒，而有物极必反的道理。

寒邪的停留，就会发生伤害形体的疾病。热气的过盛，就会伤及人体的气。气份受到耗伤，则多见疼痛的证候，形体的受伤则多见于肿病的发生。故先见疼痛而后发生肿病者，此气之受伤而殃及形体所犯的病也。先因肿病而后致疼痛的出现者，是形体的受病而生出伤及于气之病也。

【原文之十八】帝曰。法阴阳奈何。岐伯曰。阳胜则身热。腠理闭。喘麤为之俛仰。汗不出而热。齿干。以烦冤腹满死。能冬不能夏。阴胜则身寒。汗出。身常清。数栗而寒。寒则厥。厥则腹满。死。能夏不能冬。此阴阳更胜之变。病之形能也。(【素问·阴阳应象大论】)

【解读】黄帝问道：应用阴阳消长变化的规律，如何去解释疾病的形成道理。岐伯说：阳之偏胜则会身体发热，因为“腠理闭”遏，所以会在呼吸时，气粗喘急困难而“为之俛仰”不安，其“汗不出”者，因“而热”之至也，更见牙“齿干”燥，故以心中为之反复烦躁冤动，且有腹中胀满之证，此时的病情严重难治，而甚至会死。其阳盛的病体在冬天时，由于天气的寒冷，故病人尚能适应天时而安度过冬；待到夏天出现酷暑炎热之时，盖以天热与热体之二者相加，则使病体无法耐受与适应之也，结果会使病情之有所加剧，这就是病人“能冬不能夏”的道理。阴之偏胜则使身体寒冷，汗出，令人身体时常清冷，身体不断发抖而极寒，寒极则变生为之见厥逆，手足厥冷复加腹满之证候，就此时之病情者，则是严重难治而会死；其阴盛的病体遇到夏天时，由于天气的炎热，故使病人觉得舒服适宜，而能安然的度过其夏天；待到冬天出现寒冷之时，由于天寒与寒体之二者相合，则使病体不能耐受和适应之也，甚至会引起病情的加剧，此即是病者“能夏不能冬”的道理。故以此阴阳互偏更胜之变化，可用以去解说其有病之形体，所以会发生症情变化的具体道理也。

【原文之十九】阴味出下窍。阳气出上窍。味厚者为阴。薄为阴之阳。气厚者为阳。薄为阳之阴。味厚则泄。薄则通。气薄则发泄。厚则发热。(【素问·阴阳应象大论】)

【解读】酸、苦、甘、辛、咸,是药物的五味,其性属阴,向下出下窍;焦、香、臊、腐、腥,是药物的五气,其性属阳,向上出上窍;再从阴阳而细分之,其味之厚者,是为阴中之阴;而以味之薄者,是为阴中之阳;其气之厚者,是为阳中之阳;而以气之薄者,是为阳中之阴;就从功能上来说,其味之厚者,则有泄下之功;其味之薄者,则有通利之能;其气之薄者,则有发汗泄散之功;然以气之厚者,则有助长阳气而发热之效。

【原文之二十】水为阴。火为阳。阳为气。阴为味。味归形。形归气。气归精。精归化。精食气。形食味。化生精。气生形。味伤形。气伤精。精化为气。气伤于味。(【素问·阴阳应象大论】)

【解读】水是为属阴,火是为属阳。就气味形精之关系而言之,阳为无形之气,阴为有形之味;五味归于滋养形体,形体生长归赖于气化,气化的功能归于有精的供养,精的生成为归于有气化之作用;精之生成是源于谷食,在得到气化后所形成的;形体的充实是源自于得到食物之五味,五味得之于气化则生成为精;气的化生为精,乃可以供养形体的生长；食物的五味太过则易伤害形体，气化的不利则为有伤于精之生成，精的变化生成是为有赖于气的功能，气化的失常是为伤于食物五味的失调。

【原文之二十一】壮火之气衰。少火之气壮。壮火食气。气食少火。壮火散气。少火生气。气味辛甘发散为阳。酸苦涌泄为阴。（【素问・阴阳应象大论】）

【解读】“壮火之气衰”，是壮火使之气衰，壮火是亢盛过度之气，气衰是为元气的削弱。“少火之气壮”，是少火使之气壮，少火是中和平正之气，气壮是为元气的正常。由此可见，“壮火食气”，即指有余太过，乃是为亢盛过度之壮火，则会伤害身体的元气。“气食少火”，是指元气欲保持强盛不衰，须靠中和平正的少火来完成的。最后须知“壮火散气。少火生气”的二个“气”字，皆应是指精气；由于亢盛过度的壮火必会伤害耗散人体的精气，故人体精气的化生是依赖中和平正之少火而完成的；所以说，唯有中和平正之少火，才会变化生成精气。最后经文还指出，凡是气味辛甘具有发散功能的是为阳，属于酸苦具有涌吐泄下作用的则为阴。

【原文之二十二】所谓阴阳者。去者为阴。至者为阳。静者为阴。动者为阳。迟者为阴。数者为阳。（【素问・阴阳别论】）

【解读】古人在分辨所谓脉象之阴阳者，是以脉搏的来去而区分之也；脉去时者是为阴，脉来时者则为阳。就从脉的动静而言之，脉静者是为阴，脉动者则为阳。再以脉的至数而言之，脉迟者当为阴，脉数者应为阳。

【原文之二十三】谨察阴阳所在而调之。以平为期。（【素问·至真要大论】）

【解读】在诊病的过程中，医工必须要严格而谨慎，周密思考和仔细察辨，找出疾病的根由，属阴或属阳之所在，制定相应的治疗法则，纠偏救弊，而调之以阴阳间的平衡，达到其治愈疾病为预期之目的也。

【原文之二十四】天有四时五行。以生长收藏。以生寒暑燥湿风。人有五藏化五气。以生喜怒悲忧恐。（【素问·阴阳应象大论】）

【解读】大自然的气候季节，在一年中有春、夏、秋、冬的四时交替，有木、火、土、金、水的五行生克规律，形成了以生、长、化、收、藏的变化过程，出现了以生寒、暑、燥、湿、风的天气变化。人有在内的五藏变化为之五气，五气的变化，可以生为喜、怒、悲、忧、恐的五种情志活动。

【原文之二十五】帝曰。何谓所胜。岐伯曰。春胜长夏。长夏胜冬。冬胜夏。夏胜秋。秋胜春。所谓得五行

时之胜。各以气命其藏。(【素问·六节藏象论篇】)

【解读】黄帝曰：什么叫作所胜。岐伯答道：春属木，木能克制属土的长夏。长夏属土，土能克制属水的冬季。冬属水，水能克制属火的夏季。夏属火，火能克制属金的秋季。秋属金，金能克制属木的春季。综上所述而谓之得出的此般道理，就是以五行配合四时之气，并去阐明其间相克之所胜规律，再各以四时之气去命其五藏之名。

【原文之二十六】心之合脉也。其荣色也。其主肾也。肺之合皮也。其荣毛也。其主心也。肝之合筋也。其荣爪也。其主肺也。脾之合肉也。其荣唇也。其主肝也。肾之合骨也。其荣发也。其主脾也。(【素问·五藏生成篇】)

【解读】心之在外的相配乃合之于脉也，其荣泽的表现在面色上是也；心主火，水克火，其制约心火之藏者是肾也。肺之在外的相配乃合之于皮也，其荣泽的表现在毛上是也；肺主金，火克金，其制约肺金之藏者是心也。肝之在外的相配乃合之于筋也，其荣泽的表现在爪甲上是也；肝主木，金克木，其制约肝木之藏者是肺也。脾之在外的相配乃合之于肌肉也，其荣泽的表现在口唇上是也；脾主土，木克土，其制约脾土之藏者是肝也。肾之在外的相配乃合之于骨也，其荣泽的表现在发上是也；肾主水，土克水，其制约肾水之藏者是脾也。

【原文之二十七】东方生风。风生木。木生酸。酸生肝。肝生筋。筋生心。肝主目。其在天为玄。在人为道。在地为化。化生五味。道生智。玄生神。神在天为风。在地为木。在体为筋。在藏为肝。在色为苍。在音为角。在声为呼。在变动为握。在窍为目。在味为酸。在志为怒。怒伤肝。悲胜怒。风伤筋。燥胜风。酸伤筋。辛胜酸。(【素问·阴阳应象大论】)

【解读】东方主春季,春天的主气多生风,风可有助于生发其木之生长旺盛。木能生酸味,酸味能生养五藏之肝,肝能生养其筋,筋膜柔和能生养于心。肝在七窍之所主是与目的相关。东方为生阳之地,春季为万物萌发生长的开始,其宇宙间在天为有着无穷的深奥玄妙存在,故曰"其在天为玄";在人们能为知晓了这些自然界的变化道理后,即是"在人为道",就会从这些道理中悟生出智慧,故曰"道生智";在大地则能化生万物,即曰"在地为化",而万物之化生,则会从中变为五味,即曰"化生五味"。那些无穷的深奥玄妙,是会生出神奇的变化,即曰"玄生神";此神奇之显现,在天空中者,则是为风,在地面上者,乃是为木,在形体中者,是以为筋,在五藏中者,则以为肝,在所视之五色中者,则见之为青苍,在听到之五音中者,乃应是为角,在病之五声中者,则多为之呼,在病之变动中者,是为之握。在七窍中乃指为目,在五味中的所指是以为酸,在志意的变动是化之为怒,然怒之极者,则会伤其肝，而悲则可以制胜于怒；其风之太过者，则会伤于筋，而燥之者，可以制约胜于其风。当酸味太过时，就会有伤于筋，然其味之辛者，则善于能制约以胜之其酸也。

【原文之二十八】南方生热。热生火。火生苦。苦生心。心生血。血生脾。心主舌。其在天为热。在地为火。在体为脉。在藏为心。在色为赤。在音为征。在声为笑。在变动为忧。在窍为舌。在味为苦。在志为喜。喜伤心。恐胜喜。热伤气。寒胜热。苦伤气。咸胜苦。（【素问·阴阳应象大论】）

【解读】南方主夏季，暑天阳气过盛至生热，热能生旺火，火会随之产生苦味，味苦能生养心，心主以化生血，血气充盈能生养脾藏。心主与舌相关。夏季的变化象征，其在天为无形之热气，在地为有形之火。在人的形体为血脉，在五藏之属是为心。在所视之五色中见为赤，在听到之五音中应为征，在病之五声中则多为笑，在病的变动中常是为忧。在窍者乃指之为舌，在五味者为觉之苦。在志意之变动是为喜，然喜之太过会伤心，而恐则可制胜于喜。其热之太过则会伤于气，而寒之就能制约胜于热。当苦味太过就会伤之于气，然其咸味者，则善能制约以胜于苦也。

【原文之二十九】中央生湿。湿生土。土生甘。甘生脾。脾生肉。肉生肺。脾主口。其在天为湿。在地为土。在体为肉。在藏为脾。在色为黄。在音为宫。在声为歌。在变动为哕。在窍为口。在味为甘。在志为思。思伤脾。怒胜思。湿伤肉。风胜湿。甘伤肉。酸胜甘。(【素问·阴阳应象大论】)

【解读】中央主长夏之气候,多阴雨而至生湿,然湿润可滋养五谷,使之生在土中显茂盛,故土会生出甘味,味甘会生养脾藏,脾主之以生其肌肉,肌肉壮实能生养肺金。脾主之与口相关。其脾的变化象征,在天是为湿,在地则为土,在人的形体乃彰显为肌肉,在五藏之所属是为脾。在所视之五色中见为黄,在听到之五音中应为宫,在病之五声中则多为歌,在病的变动常是为哕(呕吐、呃逆)。在窍指之为口,在五味者为觉之甘。在志意之变动是为思,其思之太过会伤脾,而怒则可制胜于思。其湿之太过则会伤肌肉,然风能制约胜于湿。当甘味太过就会伤之于肌肉,而味酸者,则善于制约以胜其甘也。

【原文之三十】西方生燥。燥生金。金生辛。辛生肺。肺生皮毛。皮毛生肾。肺主鼻。其在天为燥。在地为金。在体为皮毛。在藏为肺。在色为白。在音为商。在声为哭。在变动为咳。在窍为鼻。在味为辛。在志为忧。忧伤肺。喜胜忧。热伤皮毛。寒胜热。辛伤皮毛。苦胜辛。(【素问·阴阳应象大论】)

【解读】西方主秋季，秋天所生的气候为干燥，其燥气的萧条之状，则会生似乎金属类之肃杀，故其金会生出辛味，辛味会生养于肺，肺金主生皮毛，皮毛荣泽能生养肾水。肺主之与鼻窍相关。关于肺的变化象征，其在天指为燥，在地是为金，在人的形体为皮毛，在五藏为肺金。在所视之五色中见为白，在听到之五音中应为商，在病之五声中则多为哭，在病的变动是常见为咳也。在七窍之所指则为鼻窍，在五味者为觉之辛。在志意之变动是为忧，故忧之太过会伤肺，而喜则可以制胜于忧。其热之太过则会伤皮毛，然以寒可制约胜于热。当辛味太过就会伤之于皮毛，而苦味者，则善于制约以胜之其辛也。

【原文之三十一】北方生寒。寒生水。水生咸。咸生肾。肾生骨髓。髓生肝。肾主耳。其在天为寒。在地为水。在体为骨。在藏为肾。在色为黑。在音为羽。在声为呻。在变动为栗。在窍为耳。在味为咸。在志为恐。恐伤肾。思胜恐。寒伤血。燥胜寒。咸伤血。甘胜咸。(【素问·阴阳应象大论】)

【解读】北方主冬季，冬天所生的气候为寒冷，寒冷阴凝化生为水，而水会生出咸味，咸味有助于生肾水，肾乃滋生骨髓，骨髓充实会生养肝。肾主之与耳窍相关。关于肾的变化象征，其在天是为寒，在地则为水，在人的形体是为骨，在五藏为肾的水、火。在所视之五色中见为黑，在听到之五音中应为羽，在病之五声中则多为呻，在病的变动是为栗。在七窍之所指是为耳，在五味者为觉之咸。在志意之变动是为恐，当恐之太过就会伤肾，而思则可以制胜其恐。其寒之太过则会伤于血，然燥可制约胜于寒。在咸味太过时，就会伤之于血，而甘味者，则善于制约以胜之于咸也。

【原文之三十二】亢则害。承乃制。制则生化。(【素问·六微旨大论】)

【解读】在五行的生克规律中，凡有其中一行出现亢盛时，就会发生破坏五行间的生克制化规律，而会出现疾病的祸害。所以，承接下去的治理法则，乃用克制它的另一行去制约它，在完成了这样的制约后，五行之间就会取得平衡，就可以回归到正常的生克关系，于是能保持生化之机的不息。

【原文之三十三】五藏受气于其所生。传之于其所胜。气舍于其所生。死于其所不胜。病之且死。必先传行至其所不胜。病乃死。此言气之逆行也。故死。(【素问·玉机真藏论】)

【解读】五藏之间的疾病，其相互之传变来源，时常受病气于其自己所生之藏，子病犯母；举肝为例，木生火，肝常会受到来自于心之病气的来犯。病气传之于其已所胜克之藏，木克土，肝病多会传之于其所能胜之藏，即是为之脾也。然其病气之会停舍者，是为着留在于其所生己之藏，即是其母也，水生木，故肝常将病气停留在肾也。也有病会死之于其所不胜，然此病之并且能够使人致死者，必先传行至其的所不胜，则为病之乃死矣。此言是为病气之逆行传变也，故必为之死矣。

【原文之三十四】帝曰。人生有形。不离阴阳。天地合气。别为九野。分为四时。月有大小。日有短长。万物并至。不可胜量。虚实呿吟。敢问其方。岐伯曰。木得金而伐。火得水而灭。土得木而达。金得火而缺。水得土而绝。万物尽然。不可胜竭。(【素问·宝命全形论】)

【解读】黄帝曰：人的生长有形体的发育过程，始终不离开阴阳的变化规律。清气上升则为天，浊气下降是为地，天气与地气之相交合，在大地的经纬上，就有分别为九野(州)的划分，其气候有分为四时季节之更替次序。月份有大有小(指每个月共有几天是不同的，有多有少，即是称大月或小月)，白昼和黑夜也有短有长。万物的形成都根植于阴阳并至之变化，然其变化之数究竟是为如何，是为数不可胜数的，故不可测出其量之多寡也。其病有虚实开合的异同，我想试问一下，在治病方面当取其何等的方法。岐伯曰：在其治病之时，必当顺应大自然五行生克规律。比如金克木，树木可得金属制造的斧子利刃锯子而被砍伐。水克火，火得水而被浇灭。木克土，在坚硬的泥土中栽种着树木，就使泥土在得到树根的作用之下，而达到自然的疏松。火克金，凡金属得火而会熔化为有缺损。土克水，泛滥的流水在得泥土之遏制后，而可绝其四处散漫泛流的动势。万物尽具如此之相克然，真是多得不可胜数而无竭尽之矣。

【原文之三十五】黄帝问曰。合人形以法四时。五行而治。何如而从。何如而逆。得失之意。愿闻其事。岐伯对曰。五行者。金木水火土也。更贵更贱。以知死生。以决成败。而定五藏之气。间甚之时。死生之期也。(【素问·藏气法时论】)

【解读】黄帝问曰：在诊病的过程中，必须结合人的形体，并以效法于四时季节，五行的生克规律，而制定治疗的法则；可是，为何有的病情因而会好转，为何有的病情，却会无效而加重，此有效或无效之意是为何也，愿听你说一下其中的道理。岐伯对曰：五行者，就是金木水火土也，五行须配合四时气候，以分辨其虚实变化，乃定五藏精气的盛衰，可以知病之生死，可以决断治疗之成败。故而定五藏之精气盛衰，可以知病之好转或加剧之时，可以预测而知其死生之期也。

【原文之三十六】因不知合之四时五行。因加相胜。

释邪攻正。绝人长命。(【素问·离合真邪论】)

【解读】医工在治病时,因不知道结合之四时五行,因不知晓病气与正气之盛衰,从而盲目加持相胜或制约其虚衰,使其不当的释邪而攻伐正气,此类的错误治疗,则会绝人之长命。故以实不当补,滥用补药乃为补其实;而以其为虚者,更不可滥用泻药以伐其虚,此必为之"绝人长命"矣。

【原文之三十七】夫邪气之客于身也。以胜相加。至其所生而愈。至其所不胜而甚。至于所生而持。自得其位而起。必先定五脏之脉。乃可言间甚之时。死生之期也。(【素问·藏气法时论】)

【解读】夫邪气之客犯于身而为其病者也,是以五行胜己者之相克,而使其病之相加为重,即是以强凌弱之势,而使病发为剧甚。病至于其所生之季节时而会愈,如木生火,肝病至夏则易治愈。病至于其所不胜之季节时而加甚,故肝病到秋天而容易加重病势,是为金之克于木。病之至于所生它之季节时,其病之状势而为持平稳定,如肝病到冬天时,则病情会有相对的稳定。倘其发病的来自季节,是得于本藏之适值者,故以当其位之处于所旺时,由此而起作之病者,则其属实者,就会容易发病,然其为虚者,却会有所好转;如肝病之起于春季者,则大多是有似此之状况也。故必欲先知定五藏之平脉,即肝脉弦，心脉钩，脾脉代，肺脉毛，肾脉石，乃可再言其病的好转或加重之时，测知死生之预期也。

【原文之三十八】气有余则制己所胜。而侮所不胜。其不及则己所不胜。侮而乘之。己所胜。轻而侮之。侮反受邪。侮而受邪。寡于畏也。（【素问·五运行大论】）

【解读】在五行中的己“气有余”，通常则可以制约自己所能胜克之气，于是有“气有余则制己所胜”之正常规律。而“气有余”之异常时，就会有反过来再去欺侮自己原来所不胜之气，则出现反克之不正常状，故“而侮所不胜”之也。更有出于己气之虚者，即“其不及”之时，则原来能克己之气，可乘己之虚而所不胜时，可以更加欺侮而乘之于己也，这就是谓之“侮而乘之”。盖由其己气之虚，反被原本自己所能克制之气，轻而易举地加以欺侮之，是谓“己所胜。轻而侮之”。然其以上之“气有余”“制己所胜”“侮所不胜”“侮而乘之”“轻而侮之”等的诸乘侮情形，其结果常是以侮之太过，而反会有受邪气之犯矣；盖以侮之而受邪的道理，其少有人懂得于此者，故常会无所顾忌而为之不去畏惧也。

【原文之三十九】怒伤肝。悲胜怒。风伤筋。燥胜风。酸伤筋。辛胜酸。喜伤心。恐胜喜。热伤气。寒胜热。苦伤气。咸胜苦。思伤脾。怒胜思。湿伤肉。风胜湿。甘伤肉。酸胜甘。忧伤肺。喜胜忧。热伤皮毛。寒胜热。辛伤皮毛。苦胜辛。恐伤肾。思胜恐。寒伤血。燥胜寒。咸伤血。甘胜咸。(【素问·阴阳应象大论】)

【解读】大怒之极必伤于肝，悲可制胜去其怒。风气太过会伤于筋，燥气则能制胜于其风。多食酸味有伤于筋，辛味可以制胜其酸之太过。大喜之极会有伤于心，遇恐则可以制胜喜之太过。逢之大热就会有伤于其气，值之以寒则会制胜其热也。苦味太过就有伤气之虞，味咸则可制胜于苦之害。思之太过会有伤于脾，怒则可以制胜思之不解。湿浊之邪停着则会有伤于肌肉，风药可以制胜其湿邪之逗留。甘味之太过易伤于肉，食之其酸味可制胜于甘也。忧之太过必有伤于肺，如有适逢得见于喜者之时，则可制胜其忧苦。热则会伤之皮毛，遇寒可以制胜于热。辛味太过会伤皮毛，投之以苦味则可以去制胜于辛。恐之极者，则会有伤之于肾，报之以思者，则必定会制胜其恐也。因于寒则会有伤之于血者，亟以燥之者，乃可制胜其寒。咸味的太过则会有伤于血，投以甘味就可制胜之于咸也。(本条系原文 27 至 31 条精华之摘要重组，师令熟记研读之。)

【原文之四十】病有虚邪。有实邪。有贼邪。有微邪。有正邪。何以别之。然。从后来者为虚邪。从前来者为实邪。从所不胜来者为贼邪。从所胜来者为虚邪。

自病为正邪。(【难经·五十难】)

【解读】形体之受邪为病者,有虚邪,有实邪,有贼邪,有微邪,有正邪,此五者之间,如何可以区别之矣。然。邪之从后来者,名为虚邪,母病及子。邪之从前来者,名为实邪,子病犯母。邪之从所不胜来者,名为贼邪。邪之从所胜来者,名为虚邪。病邪之来路,由从本藏自发之至病者,名为正邪。

第二章　调元保真篇

【原文之四十一】余闻上古之人。春秋皆度百岁。而动作不衰。今时之人。年半百而动作皆衰者。时世异耶。人将失之耶。岐伯对曰。上古之人。其知道者。法于阴阳。和于术数。食饮有节。起居有常。不妄作劳。故能形与神俱。而尽终其天年。度百岁乃去。今时之人不然也。以酒为浆。以妄为常。醉以入房。以欲竭其精。以耗散其真。不知持满。不时御神。务快其心。逆于生乐。起居无节。故半百而衰也。(【素问·上古天真论】)

【解读】我听说,生活在上古时期之人,他们的寿命皆能度过到百岁,而其动作却仍不显得衰老也;生活在当今时下的人,当其年龄刚满半百,活到五十岁时,而动作皆已显得非常的衰老,此难道是过去和现在的时世相异之耶,还是人们将保养摄生的道理丢失之尽然,而不知道耶。岐伯对曰:在上古时期生活之人,其知道养生的道理者,能够效法于阴阳之变化规律,并在生活中能运用与和合于这种技术方法,饮食有一定的节制,起居作息更是有常度，故以不妄作其劳动乃至过度，而不会无故的去消耗精力，盖能以此为之保持蓄精养神，故使人的形体与精神，俱保持协调旺盛，使之得以健康，就能活到他们应该活到的年龄，而尽终其天赋之年，可以度过百岁乃离去。综观当今时下之人的生活，和上古时期的人不一样也，经常的饮之以美酒，将它当作为美味的浆液去喝，并以妄乱的不正常生活方式，当作在生活中的日常习惯，持此成为恒常之状态；酒醉则以入房行事，肆意之以放纵其情色欲念，而竭尽其精气，故以此过度的耗散，则使其人的真元受到伤损，更不知道要保持精气的充满，故不能时刻收敛之御接神气而任其流散，只图一时的"务快其心。逆于生乐"，从而违背其养生之法则，起居作息的不规律而无调节制约，故仅在活到半百的五十岁时，而是已经显得很衰老之也。

【原文之四十二】风雨寒热。不得虚邪。不能独伤人。卒然逢疾风暴雨而不病者。盖无虚。故邪不能独伤人。此必因虚邪之风。与其身形。两虚相得。乃客其形。(【灵枢·百病始生篇】)

【解读】风雨寒热是自然界中正常的气候现象，在当其太过之时，则会变成为邪气，加害于人则形体受病；然而在正气不得虚的情况下，虽有邪气，则邪不能单独伤害于人体；故突然遭"逢疾风暴雨"的侵犯，而身体仍"不病者”，这是因为无正气之虚，故邪气不能单独伤犯于人。使人致病的原因，此必定是因为有人的正气虚，且加以有邪之风的入犯侵害，与其人的身而停留在形体；故是以此之两者为病，乃以正虚邪犯之相得合并，则为“两虚相得”之也，最终乃使邪之逗留而客于其形体，遂即会有疾病之引起也。

【原文之四十三】夫上古圣人之教下也。皆谓之虚邪贼风。避之有时。恬憺虚无。真气从之。精神内守。病安从来。是以志闲而少欲。心安而不惧。形劳而不倦。(【素问·上古天真论】)

【解读】在上古的时期，凡专精而能通晓于养生道理的圣人，他们会经常的去教导普通之百姓者也，皆谓之其人体须保持正气充沛，勿使之有损而至其为有虚，且以为有四时之不正的邪气贼风者，当须力避之其的侵犯，且要有及时的预防措施；更要保持思想上的安静愉快，务求做到心中之无私寡欲，更不要有杂念和去追求物质之享受，如此者则使身体的真气，就会得以顺从之也，可无损害而没有至虚之证候的出现；且以精神内守而常保持不耗散，那么万病怎么能从何处会来而入犯于身体，即人体就不会有犯之于病也。按此之要求并真正做到的人，是须以使其志意安闲而少有欲望，做到心中安定而不惧恐，其形体之虽有劳作，而不会觉之有疲倦。

【原文之四十四】夫四时阴阳者。万物之根本也。所以圣人春夏养阳。秋冬养阴。以从其根。故与万物沉浮于生长之门。逆其根则伐其本。坏其真矣。故阴阳四时者。万物之终始也。死生之本也。逆之则灾害生。从之则苛疾不起。是谓得道。(【素问·四气调神大论】)

【解读】夫大自然中的四时更替次序,阴阳相互消长取得平衡者,乃是万物会有生长变化之根本也。所以,在上古时期懂得养生之道的圣人,春天和夏天善于保养阳气,秋天与冬天注意保养阴气,藉此以顺从其养生之根本道理;圣人懂得这个养生之道,故可与万物那样,共享于生、长、化、收、藏的变化之门,可以尽终其天赋之年;违逆其养生之根本,则会摧伐其人身体之根本,就会破坏其真气之固守矣。故阴阳四时之变化者,是万物之终末和开始的原委也,乃是导致生长、衰老、生成与死亡之根本缘故也;违逆之则有灾害会发生,顺从之则苛疾不会有起作发生,如此始是谓之为已懂得养生之道矣。

【原文之四十五】贼风数至。暴雨数起。天地四时不相保。与道相失。则未央绝灭。唯圣人从之。故身无奇病。万物不失。生气不竭。(【素问·四气调神大论】)

【解读】自然界中贼邪狂风的不断刮起之至,暴雨之不断的下起降临,使天地间的四时气候不能相保至正常,故与万物正常变化之道相失,则使生命未到一半就会遭殃至绝灭。唯有圣人能懂得顺从养生之道，针对不正常的气候变化，采取相应的预防措施，故使身体从不会生病。所以万物之不失却正常规律，其生命的气机也就可以保持不竭绝。

【原文之四十六】风者。百病之始也。清静则肉腠闭拒。虽有大风苛毒。弗之能害。此因时之序也。(【素问·生气通天论】)

【解读】风者，百病皆受之于六淫风邪为开始也。人的心绪能保持清静安宁，寡欲无念，不妄劳作，饮食适度，则使肌肉为之坚实，腠理也会保持致密，就足可以闭拒而能抵御外邪之侵入。虽有遇到大风淫邪苛毒，则身体也弗会之能受其的伤害，此因顺应于天时之更替次序也。故须以改变那些不正常的生活习惯，正气存内，邪不可干，则为病之可无也。

【原文之四十七】阳气者。一日而主外。平旦人气生。日中而阳气隆。日西而阳气已虚。气门乃闭。是故暮而收拒。无扰筋骨。无见雾露。反此三者。形乃困薄。(【素问·生气通天论】)

【解读】阳气者，就以卫气而言，卫外护表，温养与抵抗邪气的入犯。就一日而言之，在白昼时，人体的阳气趋向于表，而具主于外护固表之职司；其天亮日出为平旦，时值人体阳气之初生;转至日中值午之时,而其人之阳气已旺极,故“而阳气隆”;当在日西之至偏时,是为太阳移至渐渐落下之状势,故“而阳气已虚”,则人体内的阳气渐行而深入趋之于里也,所以玄府“气门乃闭”合,是故入暮而显收闭拒绝之状态,此时人的身体就应当去休息,不要有所劳累,更无扰动筋骨之举作,也不要外出,必须要避免遇见雾露之势以伤人的形体。若然“反此三者”,其人的形体就会受到伤害,乃容易疲倦困乏之而得病也。

【原文之四十八】五劳所伤。久视伤血。久卧伤气。久坐伤肉。久立伤骨。久行伤筋。是谓五劳所伤。(【素问·宣明五气篇】)

【解读】有五种过劳之动作,此为生活中的不良之习惯,所以会有容易伤害人的身体各部位,归纳之为有如下,久用之眼目的视物,则易伤之于血;久卧之睡觉者,则易伤之于气;久坐于在板凳上,则会易伤于人体之肌肉;久立之站着者,则会易伤于人体的大骨;久行之走路者,则会易伤之于筋;故凡有如此之五久情形者,乃是谓曰五劳之所伤于其人的身体也。

【原文之四十九】阴之所生。本在五味。阴之五宫。伤在五味。是故味过于酸。肝气以津。脾气乃绝。味过于咸。大骨气劳。短肌。心气抑。味过于甘。心气喘满。色黑。肾气不衡。味过于苦。脾气不濡。胃气乃厚。味过于辛。筋脉沮弛。精神乃央。是故谨和五味。骨正筋柔。气血以流。腠理以密。如是则骨气以精。谨道如法。长有天命。(【素问·生气通天论】)

【解读】阴之精气所以会生成,其根本在于饮食五味之化生。人体阴精之贮藏在五藏,然五藏之受伤,亦在乎于五味之偏过。是故食味的太过于酸,酸入肝,是为肝气之所以会有余者也;木克土,则为肝气胜而犯克脾气者之也,乃必为土受损。食味之太过于咸,咸入肾,肾主骨,大骨精气受劳损;土不制水,缩短肌肉为萎弱;水克火,心气必为之受抑制。食味之太过于甘,甘入脾,火生土,子旺母亦盛,故以心气之有余而喘之至变为烦满不安;土克水,土过有余则水亏,显见外露面色之发黑,此为肾水与脾土之气的不平衡也。食味之太过于苦,苦入心属火,火生土,母旺子亦旺,胃中火热之有过,胃津受损至胃气伤不化食,脾胃互表里,则有至“脾气不濡”为病,故以胃气先伤,则谷食腐熟乃至厚积不化,而再累及受至于脾则生胀满。食味之太过于辛,辛入肺属金,金克木,肝木主筋,是以食之辛味太过,就会使“筋脉沮弛”,则可见之筋脉弛张松缓而会失常态,致精气神受损乃遭殃。是故必须要知道饮食的谨慎,同时应当和调于五味之关系,知则可以使骨强健,筋可以柔韧,气血会得以流通,腠理会得以致密,如是则骨气乃得以精气之养。故谨守五味之道,而如法之养生者，就可以延长寿命，有望于至其尽终天命之年者是也。

【原文之五十】圣人不治已病治未病。不治已乱治未乱……夫病已成而后药之。乱已成而后治之。譬犹渴而穿井。斗而铸(锥)兵。不亦晚乎。(【素问·四气调神大论】)

【解读】上古时期的圣人，他们懂得治病不可就事论事地去治那些已经形成之病，须去防治尚未生成之病；正如关乎国家的治理那样，不要去单独的治理已经生成之乱，而须着手于积极地去治理那些尚未形成之乱，是欲防患于未然之也……。夫大凡待其病之已成，而后再以药之治者，其乱之已成而后再以治理之者，譬犹待到口渴而才去想着掘井，是为已发生其战争之正在打斗时，而后再去铸造兵器者之是也，如此者，岂不是亦为之太晚者乎矣。

第三章　天人相应篇

【原文之五十一】天复地载。万物悉备。莫贵于人。人以天地之气生。四时之法成。(【素问·保命全形论】)

【解读】天在上,复盖地;地在下,托载天。天气下降复得地气上升,天地之气相合,万物生长化收藏的变化过程,悉数具备。天地之间,莫不珍贵于人之生命。人的生存完全赖以禀受天地之气为生也,故必须遵循四时次序更替之法,就会有与其相应之生长盛衰死亡的过程可保正常完成矣。

【原文之五十二】阴阳者。寒暑也。热则滋雨而在上。根荄少汁。人气在外。皮肤缓。腠理开。血气减。汗大泄。皮淖泽。寒则地冻水冰。人气在中。皮肤致。腠理闭。汗不出。血气强。肉坚涩。(【灵枢·刺节真邪篇】)

【解读】在划分每一年中的阴阳者时,是以气候的二大转折点而为之然也,即是寒之和暑也,其寒者是为阴,热者是为阳而暑生成也。在炎热的暑天,地气得热而向上蒸发，则滋润的雨水落在于植物草木之枝叶上，使其显得一片繁荣华丽之景象。相对之处，在其根须之部位，就显得少了些汁液。此情此景，就人而言，暑天是以人体卫阳之气跟随在外，故见皮肤显得弛缓，腠理开发，而在体内之血气就显得相对的减少些，盖以其有汗之大多容易泄出者，就会使皮肤显见润泽。冬天之寒冷，则多易显见大地之冻裂水结冰，人体卫气处在收敛内守状态中，皮肤腠理紧闭致密，故其汗自然不得易出之也，而在体内之血气相对得到加强，则肌肉就显得自然的坚紧充实之状势。

【原文之五十三】天温日明。则人血淖液而卫气浮。故血易泻。气易行。天寒日阴。则人血凝泣而卫气沉。（【素问·八正神明论】）

【解读】在天气温暖的日子里，太阳的日光照耀明媚，则人之血气有余会显出液的充润，而其卫气趋向于浮在体表，故尔血者，来去流通易滑泻，气者亦是易畅行。然遇天气寒冷之日为多阴霾，则人之血行凝泣，乃变为不利畅而至之涩滞状，而其卫气者，亦会跟随着沉至于人体之内者矣。

【原文之五十四】春善病鼽衄。仲夏善病胸胁。长夏善病洞泄寒中。秋善病风疟。冬善病痹厥。（【素问·金匮真言论】）

【解读】在春天的常见病中，多易病之为鼻流清涕与鼻管的出血。在仲夏的常见病中，多易病之为胸胁的不舒爽。在长夏的常见病中，多易病之为泄泻，是有寒邪的犯中者之也。在秋天的常见病中，多易病之为风疟。至于冬天的常见病者，是多易病之为痹证与四肢的厥冷者矣。

【原文之五十五】水谷入于口。输于肠胃。其液别为五。天寒衣薄。则为溺与气。天热衣厚则为汗。悲哀气并则为泣。中热胃缓。则为唾。邪气内逆。则气为之闭塞而不行。不行则为水胀。(【灵枢・五癃津液别篇】)

【解读】水液谷食进入于口中，输转传送至于肠胃，其液体部分将会分别变化为五液；天气寒冷穿衣单薄时，则变化为尿液与水气；天气炎热或穿衣过厚者则变为汗液。人之情绪处于悲哀时，其气乃并之于上，则为眼中泣流出泪水。胃中有热，于是胃中之液汁乃会发生缓变，“则为唾”液。邪气在内的作逆乱，则藏府之气变“为之闭塞而不行”，使三焦决渎之职司不行，故“不行则为”之生出“水胀”的病变也。

【原文之五十六】黄帝曰。夫百病者。多以旦慧昼安。夕加夜甚。何也。岐伯曰。四时之气使然。黄帝曰。愿闻四时之气。岐伯曰。春生夏长。秋收冬藏。是气之常也。人亦应之。以一日分为四时。朝则为春。日中为夏。日入为秋。夜半为冬。朝则人气始生。病气衰。故曰慧。日中人气长。长则胜邪。故安。夕则人气始衰。邪气始生。故加。夜半人气入藏。邪气独居于身。故甚也。(【灵枢·顺气一日分为四时篇】)

【解读】黄帝曰:夫百病证情轻重的变化者,多以早晨会见之好些,白天觉得为之安定而减轻些,到了晚上则会加重一些,值至夜半就会显出加甚之极,而使病转为剧,如此者是为何之原因也。岐伯曰:此与四时气候变化的道理相同,故病生时亦为之使然也。黄帝曰:愿闻听四时之气候变化是为如何。岐伯曰:此以春天的生发,夏天的成长,秋天的收割,冬天的闭藏,是为四时气候变化规律之正常状态也。人在四季变化中生活着,已是习以为常而亦有顺应之能也。故以一日中之白昼黑夜的划分为四时者,其朝是为阳光之初露,则与之相应者,乃是为春季;待至日中的午时之相应者,则是为夏季;日落而入于西的傍晚时分者,则以相应为秋季之是也;至其夜半之时分者,是以相应为冬季者之是也。故以朝则合人之阳气始生发,相对病气而言为之始衰退,病在早晨会有好转或减轻,"故曰慧";待到日中之午时者,乃以人体阳气的长旺,长则可制胜其邪气,故使病气减轻而病势觉宁靖,因而"故安"之也;待至夕阳移西落下时,则其人之阳气始衰退,病邪之气始增生,"故加"重病情而显之为反复难治愈;盖于夜半之时分者,其人体的阳气入内已潜藏,故以邪气的鸱张而“独居于身”,此时病气之至乃转为极剧,从而会使病情之“故甚也”。

【原文之五十七】帝曰。一州之气。生化寿夭不同。其故何也。岐伯曰。高下之理。地势使然也。崇高则阴气治之。污下则阳气治之。阳胜者。先天。阴胜者。后天。此地理之常。生化之道也。帝曰。其有寿夭乎。岐伯曰。高者其气寿。下者其气夭。地之小大异也。小者小异。大者大异。故治病者必明天道地理。阴阳更胜。气之先后。人之寿夭。生化之期。乃可以知人之形气矣。(【素问·五常政大论】)

【解读】黄帝曰:同处于一个地域气候,其生化过程和长寿夭折会有所“不同”者,其中之缘故是为何也。岐伯曰:乃是居住地在高处和在低下者之道理,由于居住的地势相异,就会有使其结果之不同然也;盖居住在崇峻高山之地的气候,则多见之为寒冷,故寒则以阴冷之天气为主之;而居在不洁污浊且地势低下之域的气候,则多见之为暖热,故热则以阳热之天气主之。是以阳胜之多热者,容易有未至而先至之天气;其以阴胜之多寒冷者,则有当至而后至之天气为多。此为所处地理之势而决定的常道,亦为万物生长变化之道理也。黄帝曰:针对其人来说,是否有与生命寿夭之相关乎。岐伯曰:在高处地域的居住者，盖其天寒而真气固密多长寿；在低下的地区居住者，因其天热而真气不固密，故乃易夭而折寿。此为地势之相异，故出现“小大异也。小者小异。大者大异”，最终造成长寿与短寿之不同。故治病的医生者，必须明白天地间的道理，把握好阴阳的消长更胜，气候之所至的“先后”，始可以判别其人之生命“寿夭”，结合生长变化之周期，乃可知其人之形体与病气的状况矣，则在对疾病的诊治时，才不致于有贻误情形的出现者也。

【原文之五十八】苍天之气清净则志意治。顺之则阳气固。虽有贼邪。弗能害也。此因时之序。故圣人传精神。服天气而通神明。失之则内闭九窍。外壅肌肉。卫气散解。此谓自伤。气之削也。（【素问·生气通天论】）

【解读】天空中之大气保持清朗洁净，则可持久的使人志意爽和舒快，顺从之则使阳气能加固密，虽有贼风邪气，弗之能受其的伤害也，此因知晓四时更替之次序。故圣人以懂得养生之道，传运精神，使之持久饱满，顺服天气变化之变化，而可以通达神明。“失之则内闭九窍”不通，“外壅肌肉”，卫气失常而不得固密。故此病谓之出于自己之伤害自己，乃使阳气之遭受到削伐者之是也。

【原文之五十九】恶气不发。风雨不节。白露不下。则菀槁不荣。贼风数至。暴雨数起。天地四时不相保与

道相失。则未央绝灭。惟圣人从之。故身无奇病。万物不失。生气不竭。（【素问・四气调神大论】）

【解读】恶浊之邪气不拔除散发，风雨来袭，若不加以及时调节躲避，白露节气若不按时之至而下临，则会使天地间万物趋向于枯槁不荣华。天上贼邪狂风之不断刮起，暴雨的连续下起，天地间四时季节的气候，更替次序的不相保持，乃至与正常之道相背，如此之乖违而失却相应的保持正常，则见万物的不可避免而受到遭殃，使生长化收藏之过程，就会在中途停止，使其生机也会由此绝灭。惟圣人懂得养生而从之其道，故以身处其境之中，却不会染病。万物得此之道而不丢失，乃使生长之气机，就不会竭绝之也。（本条原文与45条小有重复，然仍保持吾师授学时之原貌。）

【原文之六十】黄帝曰。余闻五疫之至。皆相染易。无问大小。病状相似。不施救疗。如何可得不相移易者。岐伯曰。不相染者。正气存内。邪不可干。避其毒气。（【素问・刺法论篇】）

【解读】黄帝曰：余听说有五种疫病之发生，皆是相互间的传染而容易之引起也，无问年龄的大和小，出现的病状都十分相似，若不及时加以干预，实施救治医疗，就会迅速传染扩散，所以，如何可以迅速制止，做到不相互转移之容易传染者，此为至关重要的防治措施。岐伯曰：

要使疫气不相互传染的容易者，只要保持正气之旺盛而存之于体内，则邪气就不可干犯于人体；并且还要远“避其毒气”，就是要赶快离开有疫气的所在地域，才可避其染上“五疫”毒气，免其对人体的侵害。

【原文之六十一】能知七损八益。则二者可调。不知用此。则早衰之节也。年四十而阴气自半也。起居衰矣。年五十。体重耳目不聪明矣。年六十。阴痿。气大衰。九窍不利。下虚上实。涕泣俱出矣。故曰。知之则强。不知则老。故同出而名异耳。智者察同。愚者察异。愚者不足。智者有余。有余则耳目聪明。身体轻强。老者复壮。壮者益治。（【素问·阴阳应象大论】）

【解读】如能够知道男女生长发育，直至衰老过程中的七损八益之道理，则阴阳二者之可得调节平衡，可得身体之康健和调。不知道用此道理者，则有早衰之情节出现也。年至四十岁，而阴中之精气自然已衰退一半也，起居生活已是力不从心矣。年到五十，自觉身体沉重，耳不聪目不明矣。年届六十，阴器痿软，真气大衰，九窍不通利，下虚上实，鼻涕和眼泪俱出之不止矣。故曰：能知此七损八益之道理者，则会使身体强壮，不知者，则使身体容易变为衰老。故以同出天地之气的所养，虽是生活在一起，而其人的生命者，实有长短之名的相异耳。智者以为洞察到同得天地之气的所养，而欲达到长寿之目的者，须同样要顺应天地之规律，故曰“智者察同”。而“愚者察异”，指为愚者根本不知其养生之道，只懂其生命同得天地之气的所养，惟生命乃注定会有长短不同的差异者之是也。故以愚者因不足而衰老之也，而“智者有余”，因“有余则耳目聪明。身体轻强”者矣；虽是已经步入至为年老者，然其身体仍然会保持强壮，于是身体的强壮者，则为益显得健康正常而有长寿之治也。

【原文之六十二】故智者之养生也。必顺四时而适寒暑。和喜怒而安居处。节阴阳而调刚柔。如是则邪僻不至。长生久视。(【灵枢·本神篇】)

【解读】故以精于知道其养生道理者之养生也，必定是会顺从四时更替的次序，从而适应寒暑之变化，调和心绪喜怒而有安定的居处，是以节制阴阳消长的盛衰，使其得之平衡，而调其刚柔的相济；如是之养生方法，则可使邪气远僻离开而不会至之也；身体不受邪气的侵害就会健康，生命可望得长寿，生存久续乃可视之为见也。

【原文之六十三】春三月。此谓发陈。天地俱生。万物以荣。夜卧早起。广步于庭。被发缓形。以使志生。生而勿杀。予而勿夺。尝而勿罚。此春气之应。养生之道也。逆之则伤肝。夏为寒变。奉长者少。(【素问·四气调神大论】)

【解读】立春至立夏之三个月，“此谓发陈”，冬天的面貌被改变，此谓生发出新气而推除其陈气的季节，天地之间俱见以生气的发动，万物始生以显出为欣欣向荣；早晚之时，合夜后适时卧床入睡，早晨早些起床，散步于庭院中，披散头发，宽松衣带以舒缓形体；是以使思想志意充满着生机，乐“生而勿杀”，多给“予而勿夺，尝而勿罚”，如此乃可体现出与春气生机蓬勃之相应一致，总之思想行动不要有抑制扼杀的举动出现，是为春天的“养生之道也”；违逆之“则伤肝”气，至夏天而生出为寒性的病变，使人体适应夏季生长之气者的能力会减少。

【原文之六十四】夏三月。此谓蕃秀。天地气交。万物华实。夜卧早起。无厌于日。使志无怒。使华英成秀。使气得泄。若所爱在外。此夏气之应。养长之道也。逆之则伤心。秋为痎疟。奉收者少。冬至重病。（【素问·四气调神大论】）

【解读】立夏至立秋的三个月，“此谓蕃秀”，是为万物繁荣秀丽的季节，此时的天气下降，地气上升，故天气与地气上下交合，造就万物而始为开花结果实；故在早晚之时，于合夜后应适时卧床入睡，临至早晨时，要早早起床，不应有厌恶于夏日阳光炎热的情志；怒为春之易动情志，故使情志无急躁发怒的行为，务要保持心中的愉快活泼，犹如那些有花苞的植物一样，必定使其生长为坚实成秀丽，并以腠理的开通，乃使意气之得舒而畅泄。看待所有的事物时，应显得比若为有所喜爱的倾向在外，如此以体现出与夏气之相应，此是夏天的养长之道也；违逆之则有伤损心气，使之心火不旺，待至秋天则可生为疟疾之病，使人体适应秋收之气者的能力会减少，在冬天的至临时，就会生出其他的重病。

【原文之六十五】秋三月。此谓容平。天气以急。地气以明。早卧早起。与鸡俱兴。使志安宁。以缓秋刑。收敛神气。使秋气平。无外其志。使肺气清。此秋气之应。养收之道也。逆之则伤肺。冬为飧泄。奉藏者少。(【素问・四气调神大论】)

【解读】立秋至立冬的三个月，“此谓容平”，是为万物成熟收割之季节，此时的天气高爽，风气劲疾紧急，地气清肃，万物草木已经变色，而见之以明显的萧条，气温逐渐由热转凉，故在早晚之时，应当早些入睡，临晨可以早些起身，养成在天将暗时就回家归宿，天亮之后就可以起身的生活习惯，如此的作息方式，乃是“与鸡俱兴”之相仿；务使情志安逸宁静，藉以缓其秋天之肃杀刑气，“收敛神气”，使秋之气致人以平和；无使人之外泄其情志，须使肺气之得以清肃，此体现出与秋天之气的相应，更是秋天的养收之道也；违逆之则损伤肺气，至冬天生为泄泻之病，使人体适应冬天潜藏之气者的能力会减少。

【原文之六十六】冬三月。此谓闭藏。水冰地坼。无扰乎阳。早卧晚起。必待日光。使志若伏若匿。若有私意。若已有得。去寒就温。无泄皮肤。使气亟夺。此冬气之应。养藏之道也。逆之则伤肾。春为痿厥。奉生者少。(【素问·四气调神大论】)

【解读】立冬至立春的三个月,“此谓闭藏”,是为万物生机闭伏潜藏的季节,此时的河水结冰,地面冻裂,大地显示为一派阳气潜藏的景象,所以勿要去扰动乎其人之形体的阳气;于夜晚之降临时,可以早点睡卧,早上相应以晚些起床,必待至于有日照的光出后者为是也;务使情志具以若伏若匿的不显露于外之状,若有难以告人的私意,若已有获得秘密者之是似也,更应去避之以严寒,就可保之以温暖也。无妄为之开泄以使皮肤的汗出,勿使潜藏于体内的阳气遭受到极疾的耗夺,此正是体现其与冬天气候之相应,亦是冬天的养藏之道也;若违逆之则会损伤肾气,至春天变生为痿厥之病,使人体适应春天生发之气者的能力减少。

第四章　五藏六府篇

【原文之六十七】黄帝问曰。愿闻十二藏之相使。贵贱何如。岐伯对曰。悉乎哉问也。请遂言之。心者。君主之官也。神明出焉。肺者。相傅之官。治节出焉。肝者。将军之官。谋虑出焉。胆者。中正之官。决断出焉。膻中者。臣使之官。喜乐出焉。脾胃者。仓廪之官。五味出焉。大肠者。传道之官。变化出焉。小肠者。受盛之官。化物出焉。肾者。作强之官。伎巧出焉。三焦者。决渎之官。水道出焉。膀胱者。州都之官。津液藏焉。气化则能出矣。凡此十二官者。不得相失也。故主明则下安。以此养生则寿。殁世不殆。以为天下则大昌。主不明则十二官危。使道闭塞而不通。形乃大伤。以此养生则殃。以为天下者。其宗大危。戒之戒之。(【素问·灵兰秘典论】)

【解读】黄帝问道：愿闻听十二藏府间之相互关系与功能，在人体中的重要性和次要性方面为何如之也。岐伯对曰：真是一个非常详细的提问也，请让我说给你听之吧。心者，似一国中的君主之官也，五藏六府之大主，故“心者”是为“君主之官也”；心在人体中居于主宰之地位也，精神智慧皆出乎于心，故曰“神明出焉”。肺者，比似辅佐君主之宰相，故为“肺者。相傅之官”，治理调节全身气机的生出至之成为运行，故曰“治节出焉”。肝者，比似有勇有谋的“将军之官”，发挥智谋与考虑，是以制定出战略战术，故肝者，是为“谋虑出焉”。胆者，是以中正而不偏不倚，正直与果决的判断一切事物，故“胆者”之职司，是为“中正之官。决断出焉”。膻中者，可有与心主的相接近，故能传达心主的意图和命令，是喜乐意志的内使，被称为“臣使之官。喜乐出焉”。脾胃者，其胃乃主之以接受纳入，由口中所食进的水液与谷食，将其腐熟而变化成为食糜，似如仓库的粮食储藏之职司，故为“仓廪之官”也；而脾者，主之以运化输布的职司，是将胃中水谷食糜所变化生出的精微五味，分别加以输布传送，至其五藏的所喜，故假之以此系列过程的完成，于是就会有“五味出焉”。大肠者，具有将食物的残渣能得之以传导，直至其从肛门排出的职司，然此大肠的功能，必欲先使糟粕生出变化，而后成为粪便者之也，所以大肠是“传道之官。变化出焉”。小肠者，其职司为受盛化物，就是接受胃中下传的所有食糜精微，再进一步加以分清泌浊，其清者，由小肠将其精微吸收，再经脾输送运转至全身；而浊者，将其变化成为糟粕之物，然后往下传出至大肠焉；故“小肠者。受盛之官。化物出焉”。肾者，是为先天之本，具有使其人显出动作强大的功能，可决定身体的盛衰，故为“作强之官”；其人所以具备诸多的精巧技能，皆是出自于肾的功能，故是谓之“伎巧出焉”。三焦者，关乎着全身水液运行的通道，具有疏通水道和运布水液排出的能力，故为之“决渎之官。水道出焉”。膀胱者，其位居于形体的最下部，乃是三焦水液汇聚的集合也，经肾藏和膀胱的气化作用，于是变为尿液贮存藏蓄之在膀胱中，再从溺道按时排出至体外者也，故膀胱为“州都之官。津液藏焉”。凡此十二官藏器功能者之关系，虽是各有其独立的不同功能，但彼此间都必须是在心主之统一主宰下，相互配合协调，由此来完成各自的功能，故必定是不得有所相失之也。是以心主之功能正常，则其它藏器的功能，也会保持正常。若能以此之去比照着保养身体，则生命会得之长寿，终身不会发生危殆。此理亦相通于治国之道，国家强盛则天下太平安定，百姓就能得到安居乐业。故以心藏君主的功能不正常，就可危及到其他的十二官藏府之功能，由此发生的紊乱，可使相互间的正常功能活动，因得不到协调而失去联系，其形体乃会受到极大的伤害，故以如此之为去养生，则会发生疾病，甚至会出现殃及生命的祸害。若以此之为去治理天下者，则是“其宗大危”，如此关乎其宗族大事的危亡者，所以一定要戒之戒之。

【原文之六十八】帝曰。藏象何如。岐伯曰。心者。生之本。神之变也。其华在面。其充在血脉。为阳中之太阳。通于夏气。肺者。气之本。魄之处也。其华在毛。其充在皮。为阳中之太阴。通于秋气。肾者。主蛰。封藏之本。精之处也。其华在发。其充在骨。为阴中之少阴。通于冬气。肝者。罢极之本。魂之居也。其华在爪。其充在筋。以生血气。其味酸。其色苍。此为阳中之少阳。通于春气。脾。胃。大肠。小肠。三焦。膀胱者。仓廪之本。营之居也。名曰器。能化糟粕。转味而入出者也。其华在唇四白。其充在肌。其味甘。其色黄。此至阴之类。通于土气。凡十一藏。取决于胆也。(【素问·六节藏象论】)

【解读】黄帝曰：人体内藏之功能，在其外者的表现，此为是何如之样。岐伯曰：心者，此乃生命的根本，精神活动变化的发源地也，其心所藏的精气盛衰，荣华的显示，在于面部的皮肤色泽，其充养在于血脉；心主火，胸为阳，其心之位居于胸中，而在其膈之上，故为阳中之太阳，相通于夏天的气候。肺者，主一身之气，故是气之根本，亦是为魄所藏之处也；其肺所藏的精气盛衰，荣华的显示乃在于毫毛，其充养在于皮肤；肺主气，胸为阳，其肺之位居于胸中，而在其膈之上，肺相对于心而言，是为阳中之太阴，相通于秋天的气候。肾者，是为真阳蛰伏，封藏固守之本，五藏六府精气之贮藏皆处于肾也；故以肾主水藏精，其肾所藏的精气盛衰，荣华的显示在于头发，其充养在于骨；其肾之位居于腹部，而在其膈之下，肾相对于肝而言，是为阴中之少阴，故相通于冬天的气候。肝者，主筋的活动而能耐受疲劳，故为“罢极之本”，是魂之所居而藏在之处也；其肝所藏的精气盛衰，荣华的所显在于爪甲，其充养为之在于筋；肝主藏血，故可以生养血气；其在五味之属为之酸，在其色者是为之苍；其肝之位居于腹部，而在其膈之下，体阴用阳，肝相对于肾而言，应是为阴（注：原文为阳）中之少阳，故相通于春天的气候。除此之外，还有以脾、胃、大肠、小肠、三焦、膀胱者，是以组成为容纳水液食谷的仓库，故曰谓“仓廪之本”，是营气之生成而居藏的所在处也，故“名曰器”。“器”是能消化食物的工具，可把糟粕废液从体内排出至体外，将受纳的水液食物加工腐熟，使其转化为可以吸收的五味精微，而成为所出之精者，专注灌入于五藏之内者也，其精气的盛衰，可显示在口唇四周的白肉际，其充养之所至是在全身的肌肉中，其五味之属性是为甘，其五色之所见是为黄；这些“器”都居在腹部，而在胸膈之下，禀受着水谷五味浊阴之物的所供给，随之以为的所生变化，可以充养人的形体，四肢、经脉、肌肉、五藏六府、筋骨髓脑等诸器官，故曰“此至阴之类”也，相“通于土气”。凡欲判断此十一藏功能之强弱，皆取决于胆（汁多寡之）气的盛衰也。

【原文之六十九】肺合大肠。大肠者。传导之府。心合小肠。小肠者。受盛之府。肝合胆。胆者。中精之府。脾合胃。胃者。五谷之府。肾合膀胱。膀胱者。津液之府也。少阳属肾。肾上连肺。故将两藏。三焦者。中渎之府也。水道出焉。属膀胱。是孤之府也。是六府之所与合者(【灵枢·本输篇】)

【解读】在五藏之中,肺藏相合之府是为大肠,故大肠者,专主糟粕之形成和传导排出的职司,乃是“传导之府”。心藏相合之府是为小肠,故小肠者,主司受盛化物,接受胃传下的食糜,乃是“受盛之府”。肝藏相合之府是为胆,胆中贮藏的清汁是胆液,盖此以为清纯而无渣滓,故是以“胆者。中精之府”。脾藏相合之府是为胃也,其胃者,主以受纳水液五谷与腐熟食物的功能,故是以“胃者。五谷之府”。肾藏相合之府是为膀胱,膀胱者,主司水液之汇合聚集及贮存功能,再适时的排泄而出至体外,故“膀胱者”是为“津液之府也”。手少阳三焦的功能是与肾藏者,有相关属连络,肾藏上连于肺,故三焦统领肺与肾两藏;三焦者,恰可比似如管理水道的官员,主司保持全身水道的通畅泄出者之焉,其相关之属乃与膀胱者为是也,故“三焦者”是“中渎之府也。水道出焉。属膀胱”;就藏与府之表里关系而言,三焦没有与之相合的藏,故称三焦“是孤之府也”。综合以上所说,皆是六府之所相配与五藏之所相合者之是也。

【原文之七十】五藏者。所以藏精神血气魂魄者也。六府者。所以化水谷而行津液者也。此人之所以具受于天也。无愚智贤不肖。无以相倚也。(【灵枢·本藏篇】)

【解读】五藏者，其所以谓为藏有精、神、血、气、魂、魄者是也。六府者，其职司的所指是以主腐熟消“化水谷”者是也，故而具有输布运“行津液者也”，最终将其糟粕变为粪便水液变之为溲溺，乃传导排泄于体外者的所有过程，此皆出自于人体之所禀承，是以具有受之于先天的本能也。所以说，无论是愚笨或智慧以及贤能和不肖者，这些都是为人之所具备的共同本能，没有什么可以比较出其相异或不同之处也。

【原文之七十一】所谓五藏者。藏精气而不泻也。故满而不能实。六府者。传化物而不藏。故实而不能满也。所以然者。水谷入口则胃实而肠虚。食下则肠实而胃虚。故曰实而不满。满而不实也。(【素问·五藏别论】)

【解读】所谓“五藏者”的功能，专主于贮“藏精气而不泻也”，即为藏精气而不使精气泻出于体外也。故欲使体内精气的正常，须常持精气的藏守，以使有满盛而盈溢之也，因而五藏精气不能使之有虚实的变化。六府者的功能，总是将糟粕传导排出于体外，腐熟消化食物，所以不具备其藏精的功能。故六府虽可以有变之以为实，然总不能将此之实，可以成为其长留久存，而以致于不能为满也。六府之所以会如此然者，每当水液谷食进入口中，则胃中充实而肠中空虚；当谷食在胃中变化为食糜下传至小肠者，则肠中充实而胃中空虚。由此知之六府者，总是会处于一虚一实的互变之中，故而不可能有持满之状态出现也，盖以六府之传化五谷的功能过程，就好比是中转站，至则实，去则虚，由此可见，六府必定不会出现犹似五藏之满溢状态，"故曰实而不满"之也。五藏专主于贮藏精气，故须持之以盈满且为之恒常，更应以满溢之为其根本，故五藏必无六府虚实的变化也，是以为之常"满而不实也"。此处之为"满"者，乃是为充足有盈余，无虚而有满溢之出者也；"而不实也"，此处之所指为不实也，是专指之为五藏者，乃绝不会有虚实互变之意也。

【原文之七十二】黄帝问曰。余闻方士。或以脑髓为藏。或以肠胃为藏。或以为府。敢问更相反。皆自谓是。不知其道。愿闻其说。岐伯对曰。脑。髓。骨。脉。胆。女子胞。此六者。地气之所生也。皆藏于阴，而象于地。故藏而不泻。名曰奇恒之府。夫胃。大肠。小肠。三焦。膀胱。此五者天气之所生也。其气象天。故泻而不藏。此受五藏浊气。名曰传化之府。此不能久留。输泻者也。魄门亦为五藏使。水谷不得久藏。(【素问·五藏别论】)

【解读】黄帝问曰：我听说有些医生，或以将脑髓称为之藏，或以将肠胃称为之藏，或以将其统称为之府，所以想大胆地问一下，更是以有那些提出相反说法的医生，皆自己认为这些提法都是正确的，真不知其是如何之道理？愿闻听其中的说法。岐伯对曰：脑、髓、骨、脉、胆、女子胞，此六个器官者，都是禀受地气之所生也，皆能贮藏于阴精，而象于大地的包藏万物那样，故其功能是主收藏而不向外输泻，但是它们似藏非藏，似府非府，故“名曰奇恒之府”。夫胃、大肠、小肠、三焦、膀胱，此五个器官者，是禀受天气之所生也，其功能象天运之不息般那样，故总是向外输泻而不收藏，凡此皆谋求接“受五藏浊气”之供养，而维持其功能，故“名曰传化之府”；它们在受纳水谷之后，经消化吸收将水谷精微输送到五藏，再将所剩糟粕及时排出，而使其不能在体内久留停顿，故是“输泻者也”；至于肛门的功能，亦为六府将精微输送至五藏后，行使其剩下的谷食糟粕不得久藏，及时排出于体外的职司，故魄门是为不得久留藏纳之地也，此即谓之曰“魄门亦为五藏使。水谷不得久藏”之也。

【原文之七十三】五藏常内阅于上七窍也。故肺气通于鼻。肺和则鼻能知臭香矣。心气通于舌。心和则舌能知五味矣。肝气通于目。肝和则目能辨五色矣。脾气通于口。脾和则口能知五谷矣。肾气通于耳。肾和则耳能闻五音矣。五藏不和。则七窍不通。六府不和。则留为

痈。(【灵枢·脉度篇】)

【解读】五藏的精气，常由内朝着在其头上的七窍位而输灌之也。盖以鼻为肺之窍，故肺气得以上通，乃至于鼻窍，而肺气和则鼻能嗅闻知其气之臭香矣。舌为心之苗，故心气得以上通，乃至于舌苗，而心气和则舌能辨知其五味者之味道矣。目为肝之窍，故肝气得以上通，乃至于目窍，而肝气和则目能视辨出其五色者之色泽矣。口为脾之窍，唇为脾之外候，故脾气得以上通，乃至于口也，而脾气和则口能辨知其五谷者之滋味矣。耳为肾之窍，故肾气得以上通，乃至于耳窍，而肾气和则两耳能闻听，知其五音之音声者矣。故以五藏的不和，而为之有病者，则以人的七窍壅闭，而不通利之也。其六府之不相配合，而为之有病者，则以邪气羁留于人的形体经脉，乃发为疮疡痈毒之类的外证矣。

【原文之七十四】五藏六府之精气。皆上注于目而为之精。精之窠为眼。骨之精为瞳子。筋之精为黑眼。血之精为络。其窠气之精为白眼。肌肉之精为约束。裹撷筋骨血气之精。而与脉并为系。上属于脑。后出于项中。(【灵枢·大惑论】)

【解读】“五藏六府之精气”，皆向上输转灌注于眼目中，而成为之精气的充满有盈，其目乃能视物辨色，故“而为之精”气充满则目可得以明视。精气之汇聚成窠则生为眼,眼睛之各部分别禀受着精气灌注,始得养而具功能,故窠中精气来源之多寡,是决定眼睛功能正常的根本。肾主骨,骨之精注入为瞳子部位。肝主筋,筋之精注入为黑眼部位。心主血,血之精注入为血络部位。肺主气,其窠中有肺气之精注入为白眼部位。脾主肌肉,肌肉之精注入为眼睑和筋脉之约束部位,缘乎肌肉之精,且以包罗其筋、骨、血、气之精,集于一体,而与脉络合并形成为目系,向上连属于脑部,往后出于头部项中。

【原文之七十五】黄帝曰。愿闻谷气有五味。其入五藏。分别奈何。伯高曰。胃者。五藏六府之海也。水谷皆入于胃。五藏六府。皆禀气于胃。五味各走其所喜。谷味酸。先走肝。谷味苦。先走心。谷味甘。先走脾。谷味辛。先走肺。谷味咸。先走肾。谷气津液已行。营卫大通。乃化糟粕。以次传下。(【灵枢·五味篇】)

【解读】黄帝曰:愿闻听你讲解一下,谷食之气在胃中腐熟化为精微,有五味之不同,其五味走入于五藏之中,分别为如何的情形。伯高曰:胃者,乃五藏六府之海也;水谷食物皆入于胃中,而为之腐熟变化,故为精气的发源地;五藏六府,皆禀受精气的滋养,是来源于胃中之精微。五味各归走至其所主的五藏,谷食之味酸者,先走入于肝;谷食之味苦者,先走入于心;谷食之味甘者,先走入于脾;谷食之味辛者,先走入于肺;谷入之味咸者,先走入于肾;故能有谷气五味津液的已得灌注走入行动者,其营卫之气则会随着大为流通畅利,六府谷食残滓之物乃化为糟粕,并会以次传下,粪便从魄门排出至体外者之矣。

【原文之七十六】人始生。先成精。精成而脑髓生。骨为干。脉为营。筋为刚。肉为墙。皮肤坚而毛发长。谷入于胃。脉道以通。血气乃行。(【灵枢·经脉篇】)

【解读】人体自开始之至有生命者,先由阴阳二者相搏,而成二精之相合,精的合成,而为有脑髓之生成,骨骼是为身体躯干的支柱,脉管是为藏营气,而有血在内的行畅,筋则柔韧而为刚强,在外的肌肉乃为厚似墙,而起护内之功用,其皮肤的坚韧,而使毛发能牢固生长。人之形体欲维持正常的功能活动,必须有赖着谷物水液的不断摄入,而至于胃中,五藏六府能得到五味精气的滋养,则可为全身脉道得以贯通,血气乃得之行畅流通,故疾苦可无而生命为之不息也。

【原文之七十七】黄帝曰。其气之盛衰。以至其死。可得闻乎。岐伯曰。人生十岁。五藏始定。血气已通。其气在下。故好走。二十岁。血气始盛肌肉方长。故好趋。三十岁。五藏大定。肌肉坚固。血脉盛满。故好步。四十岁。五藏六府十二经脉。皆大盛以平定。腠理始疏。荣华颓落。发颇斑白。平盛不摇。故好坐。五十岁。肝气始衰。肝叶始薄。胆汁始减目始不明。六十岁。心气始衰。苦忧悲。血气懈惰。故好卧。七十岁。脾气虚。皮肤枯。八十岁。肺气衰。魄离。故言善误。九十岁。肾气焦。四藏经脉空虚。百岁。五藏皆虚。神气皆去。形骸独居而终矣。(【灵枢·天年篇】)

【解读】黄帝曰：其人体神气之由盛至衰，以至其直到死亡之过程，可讲给我听乎。岐伯曰：人生长到十岁，五藏之发育已开始初定，血气已经通畅，其精气在下部，故爱好走路。二十岁时，血气开始旺盛，肌肉方长发达，故喜好趋行疾走。三十岁时，五藏发育完好大定，肌肉坚强固实发达，血脉充盛盈满，故喜好稳健行步。四十岁时，五藏六府十二经脉，皆特别强盛趋以平定，腠理开始疏松，面部荣华色泽颓落而显衰退，头发颇变为斑白，精气从达到顶峰而转向衰退，故喜好静坐。五十岁时，肝气开始衰退，肝叶开始变为薄瘦，胆汁开始减少，眼睛视物开始模糊不明亮。六十岁时，心气开始衰退，时常感到忧愁悲伤，血气不足，形体倦怠散懒而为之懈惰，故时常喜好躺卧。七十岁时，脾气虚，皮肤干枯不润泽。八十岁时，“肺气衰”退，盖以魄藏于肺，而以肺气的衰退，乃变为虚弱不足，则以其魄常相离于肺，而为之失守，故与人之言谈时，经常容易会说错话。九十岁时，肾气焦枯竭乏，其它四藏的经脉血气，皆已为之空虚。年届至百岁时，五藏的精气皆已空虚，神气已离散而皆去之乎也，剩下形体的躯壳残骸独自居存，其生命的延续走到此时者，已是为之尽头也，故而就有自然之终结乃逝去之矣。

【原文之七十八】帝曰。人年老而无子者。材力尽耶。将天数然也。岐伯曰。女子七岁。肾气盛。齿更发长。二七而天癸至。任脉通。太冲脉盛。月事以时下。故有子。三七。肾气平均。故真牙生而长极。四七。筋骨坚。发长极。身体盛壮。五七。阳明脉衰。面始焦。发始堕。六七。三阳脉衰于上。面皆焦。发始白。七七。任脉虚。太冲脉衰少。天癸竭。地道不通。故形坏而无子也。丈夫八岁。肾气实。发长齿更。二八。肾气盛。天癸至。精气溢泻。阴阳和。故能有子。三八。肾气平均。筋骨劲强。故真牙生而长极。四八。筋骨隆盛。肌肉满壮。五八。肾气衰。发堕齿槁。六八。阳气衰竭于上。面焦。发鬓颁白。七八。肝气衰。筋不能动。天癸竭。精少。肾藏衰。形体皆极。八八。则齿发去。肾者主水。受五藏六府之精而藏之。故五藏盛。乃能泻。今五藏皆衰。筋骨解堕。天癸尽矣。故发鬓白。身体重。行步不正。而无子耳。(【素问·上古天真论】)

【解读】黄帝曰：人到年老而失去生育的能力者，是由材能精力之尽衰退耶，还是将受天赋之数的限定然也。岐伯曰：女子七岁时，肾气渐变旺盛，乳齿开始更换，头发生长变得浓密。十四岁时，促进人体发育的物质为极旺而至天癸已生成，任脉通畅，太冲之脉得以旺盛，所以，月经会按月转至准时的临下，故已具备有可以生育子嗣的能力也。二十一岁时，肾气已为之平均而稳定充足，故有真牙智齿的生出，而身体之长高发育，此时亦已到了极点。二十八岁时，其筋骨就会显得非常坚强，头发浓密生长到极点，于是成为身体最“盛壮”的时期。三十五岁时，阳明经脉的气血开始衰退，面部容貌开始变为枯焦，头发开始容易有较多的脱落。四十二岁时，三阳经脉的气血皆见衰退于上，整个面部皆变枯焦，头发开始变白。四十九岁时，任脉血气变为空虚，太冲脉气衰少，天癸枯竭，“地道不通”，月经断绝，故形体衰老而不再具备生子的能力也。丈夫八岁时，肾气渐见充实，毛发开始变为生长浓密，乳齿开始更换。十六岁时，肾气渐变旺盛，天癸已至生成，促进了男精的形成，精气满溢而有精液的泻出，阴阳相交和合，故能有生子之能力。二十四岁时，肾气平均充足，筋有劲而骨壮强，故有真牙智齿的生出，而身体之长高发育，此时亦已到了极点。三十二岁时，筋骨变得更是隆盛坚强，肌肉显得更丰满而壮实。四十岁时，肾气开始衰退减弱，头发开始易脱落而渐变少，牙齿枯槁。四十八岁时，三阳经脉的血气皆显衰竭于上，整个面部肤色变得枯焦，头发鬓角渐显颁白。五十六岁时，肝气衰退，筋不能自主活动，而显得行动极不灵活，天癸枯竭，精液减少，肾藏精气衰退，身形体态皆显得极度的疲劳和精神不振。六十四岁时，则见牙齿松动堕落，而头发脱去剩无几。肾者主水，是为先天之本，禀受着五藏六府的精气而收藏之也，故五藏精气旺盛，肾藏乃有精液能泻出；如今五藏精气皆由衰退而变之为亏弱空虚，所以有筋骨松散，懒于劳作而不欲活动者也，于是天癸枯竭已至之极尽矣，故见发鬓变白，自觉身体沉重迟钝，出行时步履不稳正，故而已无生子之能力耳。

【原文之七十九】天不足西北。故西北方阴也。而人右耳目不如左明也。地不满东南。故东南方阳也。而人左手足不如右强也。帝曰。何以然。岐伯曰。东方阳也。阳者其精并于上。并于上。则上明而下虚。故使耳目聪明。而手足不便也。西方阴也。阴者其精并于下。并于下。则下盛而上虚。故其耳目不聪明。而手足便也。故俱感于邪。其在上则右甚。在下则左甚。此天地阴阳所不能全也。故邪居之。（【素问·阴阳应象大论】）

【解读】天之气不足者，在于西北之方，故以西北之方位者，是属之为阴也；而人以右耳目之聪慧，总不如左边的聪明之也。地气的不足充满，其位在东南之地，故以东南的方位者，是属之于阳也，而人以左边的手足力量者，总不如右边的强劲之也。黄帝曰：此是何以的道理然矣。岐伯曰：在东方之位者，乃属之为阳也，阳者的秉性是向上，其阳与人的精气相并集聚于上部，此相并之于上者，则使上部的精气充满而为得之聪明，而相对于下部言之，则为之亏虚也，故使其上部的耳目聪明，而手足为之不灵便者也。西北之方位者，是属之为阴也，阴者之秉性是往下，其阴与人的精气相并集聚于下部，此相并之于下者，则使下部的精气充盛，而上部为亏虚，故使其耳目为不聪明，而其手足反为灵便之也。故当俱为感受于邪气时，其在上部者，则身之右半为甚也，其在下部者，则以身之左半为甚也。盖以此天地之间的阴阳，所以不能完全相同之由也，乃至其人形体的阴阳左右，亦为之有所不相同，故使邪气会乘其之虚不足者，而会有居留之是也。

【原文之八十】食气入胃。散精于肝。淫气于筋。食气入胃。浊气归心。淫精于脉。脉气流经。经气归于肺。肺朝百脉。输精于皮毛。毛脉合精。行气于府。府精神明。留于四藏。气归于权衡。权衡以平。气口成寸。以决死生。(【素问·经脉别论】)

【解读】谷物食气之进入胃中，经腐熟消化后，变为水谷精微，输送散布精粹部分于肝，满溢出淫气滋荣于筋膜。其“食气入胃”中，将浓厚的浊气精微输送归入于心，淫精充盈于脉中循行，而起到濡养功能，其血、脉、精、气循流环行于经脉中，经脉精气归传于肺，“肺朝百脉”，主皮毛，乃输布精气传至于皮毛，皮毛经脉汇合以得精气，流行精气作用于胸府，府中心主得以精气之养，乃生发为神明之出乎焉，再循行流留于其它四藏，则精气就归于权（平）衡，权（平）衡已成，尚须合以测见乎平否；故在气口部之精气相聚，则归合成之为寸口脉，是以按切气口部的寸口脉搏动，乃可以决断乎疾病的形成与死生者之也。

【原文之八十一】饮入于胃。游溢精气。上输于脾。脾气散精。上归于肺。通调水道。下输膀胱。水精四布。五经并行。合于四时。五藏阴阳。揆度以为常也。（【素问·经脉别论】）

【解读】食饮进入于胃中，经腐熟消化，变为游动盈溢的精气散布，在上输送传至于脾，脾气散布水谷精微，向上归送于肺，肺主通调水道，向下输送其水液之多余者，归走入流而纳至膀胱中；水液精微之得以四布，五藏经脉的并行流动传至全身，此正是为和合于四时季节的变化，且与五藏阴阳的规律相应，照此去探究而仔细推考，皆是以为符合人体的正常功能也。

【原文之八十二】岐伯答曰。人受气于谷。谷入于胃。以传与肺。五藏六府。皆以受气。其清者为营。浊者为卫。营在脉中。卫在脉外。营周不休。五十度而复大会。阴阳相贯。如环无端。卫气行于阴二十五度。行于阳二十五度。分为昼夜。故气至阳而起。至阴而止。

(【灵枢・营卫生会篇】)

【解读】岐伯答曰：人所禀受精气充养的来源，是于谷食转化所生成，谷食进入于胃中，经消化变为精微，是以传送至与肺之联络，经肺再输转到五藏六府，故五藏六府皆以受精气的滋养。其精气之清澈柔和者，乃变化为营气；重浊慓悍者，则变化为卫气。营气行在脉道中，卫气行在脉管外，营卫两气运行于全身周流不休歇，每五十度(周次)而营气与卫气复得大会合者之是也，在阴分与阳分间相互贯通，如环之无端点。卫气行于阴分二十五度(周次)，行于阳分二十五度(周次)，如此划分是为昼夜之制；故卫气行至阳分而为起点，行至阴分而为终止点。

【原之之八十三】营者。水谷之精气也。和调于五藏。洒陈于六府。乃能入于脉也。故循脉上下。贯五藏。络六府也。卫者。水谷之悍气也。其气慓疾滑利。不能入于脉也。故循皮肤之中。分肉之间。熏于肓膜。散于胸腹。(【素问・痹论】)

【解读】营者，水谷精微化成之精气也，平和协调于五藏，洒陈散布于六府，营气乃能入于脉中运行也，故是循脉之上下流动，贯通输送至之于五藏，联络于六府也。卫者，是由水谷精微中之悍烈气所生化者也，其气慓悍急疾而极速滑利的无阻运行，因此，卫气不能入于脉道中，是为非受其脉道之约束也；故以循行于皮肤之中，在皮内近骨处肌肉的“分肉之间”，熏蒸于藏府间之肓膜，散布于胸腹之中者矣。

【原文之八十四】黄帝曰。营卫之行奈何。伯高曰。谷始入于胃。其精微者。先出于胃之两焦。以溉五藏。别出两行。营卫之道。其大气之抟而不行者。积于胸中。命曰气海。出于肺。循喉咽。故呼则出。吸则入。天地之精气。其大数常出三入一。故谷不入。半日则气衰。一日则气少矣。(【灵枢·五味篇】)

【解读】黄帝曰：营气和卫气之运行是何样的。伯高曰：谷食开始从口进入于胃中，经过腐熟消化而变其成精微者，先出于与胃之相关的中、上两焦，藉以灌溉滋养五藏，然后分别出于两条路径循行，其中精微的营气行于脉中，慓疾滑利的卫气行于脉外，此乃为营气和卫气之运行道路。至于其大气之抟聚而不运行者，是为积聚于胸中，居在于“命曰气海”的部位。然气出自乎于肺，循着喉咽而行，故呼则浊气自然排出于体外，吸则清气自然进入于体内。由大自然中天之清气和地气之所生长为谷食变成的精微，二者合而化出之精气，其在人体中组成大约正常的比例数字，通常是“出三入一”。其出者之所指，是来自于水谷精微之变化，所出之精气为三分；谓其为之“入一”者，是指以人之每次呼吸的组成为一分，故完成呼出浊气和吸入大自然中清气，乃为之各一的是也，如此由每次一呼一吸者之相配关系，故曰“入一”者也，则是告诉人们须以保持每次呼吸正常的重要性。如有谷食不得进入人的形体者，半天则会感到气衰，一日不食谷物，则会更觉得气少虚弱，遂至之为疲软无力矣。故其出三者，正是告诉百姓们，必须要有一日三餐，此为生命的维持正常是何等之重要也。

【原文之八十五】营气者。泌其津液。注之于脉。化以为血。以荣四末。内注五藏六府。以应刻数焉。卫气者。出其悍气之慓疾。而先行于四末分肉皮肤之间。而不休者也。(【灵枢·邪客篇】)

【解读】营气者，由谷食精微之精气所化生，从中泌出其津液，灌注于脉道中，乃可化以为血之生成，是以滋荣四肢，其入内者，则灌注于五藏六府。营气的连续运行而不停歇，是以应如与昼夜时间之刻度数焉，所以营气者，应在昼夜间周流运行的不休着，一刻也不能停歇之也。卫气者，则出自其谷食精微中，那些悍气之慓疾部分，因其悍气之慓疾滑利，故“而先行于四末分肉皮肤之间”，而且与营气一样，也是为昼夜间周流运行之不休者也。

【原文之八十六】诸脉者。皆属于目。诸髓者。皆属于脑。诸筋者。皆属于节。诸血者。皆属于心。诸气者。皆属于肺。此四肢八溪之朝夕也。故人卧血归于

肝。肝受血而能视。足受血而能步。掌受血而能握。指受血而能摄。(【素问·五藏生成篇】)

【解读】人体器官之间的相连隶属关系,凡诸脉者,皆属于与目睛有相关。脑为髓之海,凡诸髓者,皆属通向于脑。凡诸筋者,皆属于与骨节有相关。心主血,故凡诸血者,皆属于与心血之出入有相关。肺主气,故以诸气者,乃汇聚于肺中,由肺气之进行交换而出入者也,故以"诸气者。皆属于肺",是与呼吸有息息之相关。因此流动在四肢八溪之气血,犹似朝夕般的有规律而为之不歇止也。故人在床上睡卧时,则有血归藏于肝,肝受血藏为养目窍,而视物乃能清楚之也;两足受血滋荣而能为之行步;两手掌接受血濡养而能为之握固;其手指受到血滋养而能为之摄物。

【原文之八十七】夫人之常数。太阳常多血少气。少阳常少血多气。阳明常多气多血。少阴常少血多气。厥阴常多血少气。太阴常多气少血。此天之常数。(【素问·血气形志篇】)

【解读】人体的气血在于经脉之正常数,太阳经脉常为多血少气;少阳经脉常为少血多气;阳明经脉常为多气多血;少阴经脉常为少血多气;厥阴经脉常为多血少气;太阴经脉常为多气少血。此是天生禀赋所决定之正常数矣。

【原文之八十八】黄帝曰。愿闻勇怯之所由然。少俞曰。勇士者。目深以固。长衡直扬。三焦理横。其心端直。其肝大以坚。其胆满以傍。怒则气盛而胸张。肝举而胆横。眦裂而目扬。毛起而面苍。此勇士之由然者也。黄帝曰。愿闻怯士之所由然。少俞曰。怯士者。目大而不减。阴阳相失。其焦理纵。䯏骬短而小。肝系缓。其胆不满而纵。肠胃挺。胁下空。虽方大怒。气不能满其胸。肝肺虽举。气衰复下。故不能久怒。此怯士之所由然者也。(【灵枢·论勇篇】)

【解读】黄帝曰：愿闻听你说一下，具备勇敢与胆怯性格之人士，其所由然为之何也。少俞曰：是以勇敢性格的人，目睛为之深凹于眶中，而眼光深锐以坚固，眶骨高耸宽大，而显长衡直扬之坚定势，三焦皮肤肌肉纹理横向生长，其心端正直，其肝大以坚挺，其胆府充满以向傍开；发怒时则为怒气盛满，而见胸廓张大，肝气向上冲举，而胆汁盈满横溢；其睁大的眼睛，似为目眦之如裂状，而见目眶上眉毛为之扬起，毛发竖起而面肤见苍色，此为关乎于性格勇敢人士之所由然者也。黄帝曰：愿闻听性格怯懦人士之所由然者何也。少俞曰：其性格怯懦之人士者，目睛虽大而目光不深固；阴阳气血相失调，其三焦皮肤肌肉纹理不横生而为之纵，胸骨见之为短而小，肝系弛缓，其胆府之汁液不满盛而为之纵；肠胃瘦细不强健而挺直少弯曲，胁下空虚，虽为之方发大怒，怒气也不能填满其胸府，肝肺因怒气而虽有所张举动作，随着怒气衰减，肝肺之张举复接着会落下，故不能维持其发怒有长久者之也，此为性格怯懦人士之所由然者也。

【原文之八十九】胃者。水谷之海。其输上在气街。下至三里。冲脉者。为十二经之海。其输上在于大杼。下出于巨虚之上下廉。膻中者。为气之海。其输上在于柱骨之上下。前在于人迎。脑为髓之海。其输上在于其盖。下在风府。(【灵枢·海伦篇】)

【解读】胃者，乃水谷汇聚之处，故曰“水谷之海”；其经脉气血输注出入的枢纽，是为“上在气街”，在“下至三里”。冲脉者，是为十二经脉相聚汇合之所，故称“为十二经之海”；其经脉气血输注出入的枢纽，“上在于大杼”，在下为“出于巨虚之上下廉”。膻中者，是为宗气汇聚的部位，故是“为气之海”；其气血输注出入的相关处，是为“上在于柱骨之上下”，相当于哑门穴和大椎穴，而“前在于人迎”的脉动部位。肾主生髓，髓藏于骨中，脑为诸髓汇聚之所在，故曰“脑为髓之海”；其经脉气血输注出入的枢纽，是为“上在于其盖”，“其盖”是相当于头顶正中之百会穴，其“下在风府”穴名之部位。

【原文之九十】人之血气精神者。所以奉生而周于性命者也。经脉者。所以行血气而营阴阳。濡筋骨。利关节者也。卫气者。所以温分肉。充皮肤。肥腠理。司开阖者也。志意者。所以御精神。收魂魄。适寒温。和喜怒者也。是故血和则经脉流行。营复阴阳。筋骨劲强。关节清利矣。卫气和则分肉解利。皮肤调柔。腠理致密矣。志意和则精神专直。魂魄不散。悔怒不起。五藏不受邪矣。寒温和则六府化谷。风痹不作。经脉通利。肢节得安矣。此人之常平也。(【灵枢·本藏篇】)

【解读】就人体中之血气精神者来说,所以会供奉生养其人的身体,而更为维持于其性命者之所必须也。经脉者,所以是通行周身血气而滋营阴阳,濡润筋骨,滑利关节者也。卫气者,所以是温养分肉,充泽皮肤,肥其腠理,司毛孔之开阖者也。人的志意者,所以是统御精神,收摄魂魄,调节适应四时气候之寒温变化,可以和合情绪之喜怒者也。是故血气之和调,则经脉得以流行不息;营气不伤,阴阳平和,筋骨能持劲强,关节为之清利灵活矣。卫气调和则分肉舒解通利,皮肤调为柔顺滋润,腠理致以为紧密矣。志意顺和,则使人的精神旺盛而为之专注一直,魂魄内守而不散乱,悔怒情绪就不会起作,故无不正常的情绪波动,其五藏就可不受邪之害矣,而会保持其功能的正常。必须适应寒温的气候而和调于其变化,则可保持六府传化水谷功能之正常;故免受邪气的侵害,可以保证其风痹病之不作;保持经脉之通利,四肢百节就能得以安和之矣。此为人之调摄保养身体的准则,谨遵之则可以常保平态而为无病之至也。

【原文之九十一】黄帝曰。余闻人有精。气。津。液。血。脉。余意以为一气耳。今乃辨为六名。余不知其所以然。岐伯曰。两神相搏。合而成形。常先身生。是谓精。何谓气。岐伯曰。上焦开发。宣五谷味。熏肤。充身。泽毛。若雾露之溉。是谓气。何谓津。岐伯曰。腠理发泄。汗出溱溱。是谓津。何谓液。岐伯曰。谷入气满。淖泽注于骨。骨属屈伸。泄泽补益脑髓。皮肤润泽。是谓液。何谓血。岐伯曰。中焦受气取汁。变化而赤。是谓血。何谓脉。岐伯曰。壅遏营气。令无所避。是谓脉。黄帝曰。六气者。有余不足。气之多少。脑髓之虚实。血脉之清浊。何以知之。岐伯曰。精脱者耳聋。气脱者目不明。津脱者腠理开。汗大泄。液脱者骨属屈伸不利。色夭。脑髓消。胫酸。耳数鸣。血脱者色白。夭然不泽。其脉空虚。此其候也。(【灵枢·决气篇】)

【解读】黄帝曰：我听说人体有精、气、津、液、血、脉，我意之于此六者，原本以为是同一之气耳，今乃分之以辨为六名，我真不知其中的所以然，是为如何之也。岐伯曰：阴阳的两者相搏，男女的交合而成形，常以先在身体的新生命形成前之物质，“是谓精”。何谓之名为气。岐伯曰：水谷精微之气，在上焦开发的作用下，宣化五谷之味至五藏，传送到全身以薰蒸皮肤，充养身体，荣泽毛发，犹"若雾露之溉"，灌以滋润草木般者，"是谓气"。何谓是津？岐伯曰：从腠理开发而泄出之汗，其汗液之出是为阵阵的潮润，"是谓津"。何谓是液？岐伯曰：谷食之入胃后，经中焦脾胃腐熟成精气，而满盛充养身体，溢出荣泽可以滋润形体，注入于骨空关节中，使骨系之所属者，可以能持灵活屈伸，故"泄泽补益脑髓"，散布于"皮肤润泽。是谓液"。何谓是血？岐伯曰：五谷精微在中焦受以气化后，所变化生出的精气，取其汁之变化，而成为赤色的液汁者，"是谓血"。何谓是脉？岐伯曰：似在隧道中那样不可以妄行，故脉者，可以约束壅遏营气在其中，令其顺利通过到身体的每个部位，而"无所避。是谓脉"。黄帝曰：故以六气者，其在人体内之不同分布，可分为有余和不足，然其精气之有多有少，"脑髓之虚实。血脉之清浊"，何以能知道之哉。岐伯曰：是以精之脱者，其人耳聋。气之脱者，多为目睛之视物不明。津之脱者，是以腠理疏开，故见汗出大泄。液之脱者，乃骨系所属之骨关节的屈伸不利，观其肤色之夭然无华，是以脑髓消减，故时有足胫的酸软，耳中常有作鸣之苦也。察血之脱者，面色苍白，"夭然不泽"，其脉中的血气为之空虚矣。此乃是其六气虚脱者之证候也。

【原文之九十二】七冲门何在。然。唇为飞门。齿为户门。会厌为吸门。胃为贲门。太仓下口为幽门。大肠小肠会为阑门。下极为魄门。故曰七冲门也。(【难经·

四十四难】)

【解读】人体内七冲门之所指为何在。然，嘴唇为飞门；牙齿为户门；会厌为吸门；胃的上口为贲门；太仓的下口为幽门；大肠和小肠交会的连接处为阑门；其肠道最下处之终极末端，名"为魄门"，故魄门者，就是在食物糟粕变为粪便后，最终将其排出体外的门户。此七门乃人体出入之要冲，"故曰七冲门也"。

【原文之九十三】天之在我者德也。地之在我者气也。德流气薄而生者也。故生之来谓之精。两精相搏。谓之神。随神往来者谓之魂。并精而出入者谓之魄。(【灵枢・本神篇】)

【解读】天之所赋给予在我人者，乃自然界中能促使万物生长之气候，阳光雨露者之是为德也。地之所赋给予在我人者，乃将地面上之物质，生成为具有物产形体者之是为气也。天德往下流，地气向上薄，万物则是由此而生成者之也，而其人之生存者，亦是为之依靠乎大自然也。故以生命之来源是"谓之精"，男女交媾，两精相搏得以结合而变之为有新的生命，故"谓之神"；伴随神之往来而形成精神思想活动者，则"谓之魂"；并秉其精而附乎于形之共出入者，此"谓之魄"。

【原文之九十四】所以任物者谓之心。心有所忆谓之

意。意之所存谓之志。因志而存变谓之思。因思而远慕谓之虑。因虑而处物。谓之智。(【灵枢·本神篇】)

【解读】所以说，凡能主宰处理任何事物者，是“谓之心”；心在遇到某事物后，推出有所之记忆想法，乃“谓之意”。由意之作出关乎于所存在的决定，是“谓之志”。因志而关乎之存，乃变作为反复的思考打算，即“谓之思”。因思而作出考虑深远的慕仿，最终变其为之成熟的打算，此乃“谓之虑”。因能有考虑的周密，而后再去处理以行其物事者，则“谓之智”者也。

【原文之九十五】鼻者。肺之官也。目者。肝之官也。口唇者。脾之官也。舌者。心之官也。耳者。肾之官也。(【灵枢·五阅五使篇】)

【解读】五藏与五官间的关系，其鼻者，是为肺之官也。目者，是为肝之官也。口唇者，是为脾之官也。舌者，是为心之官也。耳者，是为肾之官也。

【原文之九十六】黄帝曰。愿闻三焦之所出。岐伯答道。上焦出于胃上口。并咽以上贯膈。而布胸中。走腋。循太阴之分而行。还至阳明。上至舌。下足阳明。常与营俱行于阳二十五度。行于阴亦二十五度一周也。故五十度而复大会于手太阴矣。……。中焦亦并胃中。出上焦之后。此所受气者。泌糟粕。蒸津液。化其精微。上注于肺脉。乃化而为血。以奉生身。莫贵于此。故独得行于经隧。命曰营气。……。下焦者。别回肠。注于膀胱而渗入焉。故水谷者。常并居于胃中。成糟粕而俱下于大肠。而成下焦。渗而俱下。济泌别汁。循下焦而渗入膀胱焉。(【灵枢·营卫生会篇】)

【解读】黄帝曰:愿闻听你说一下,三焦之部位划分,所出分别在何处也。岐伯答道:上焦出自于胃之上口,并入咽以上贯连膈部,而布于胸中,走至腋,沿循着手太阴肺经之分布而行走,返还至手阳明大肠经,向上至舌,往下走足阳明胃经。上焦气必乃正常的与营俱循行于阳为二十五度,行于阴亦为二十五度,合则为一周也,故共行“五十度而复大会于手太阴矣”。……。中焦亦是并起于胃中,出自于上焦之后,此中焦之所受是纳入水液谷物之食气者,泌别糟粕,蒸变津液,化生其精微,将其上灌而“注于肺脉。乃化而为血”,取之以供奉将养其人的生命和身体,所以说,人体中最宝贵的莫贵于此血也。故独得行之于经隧中者,乃为“命曰营气”者是也。……。下焦者,与中焦分别的开始部位是从回肠,将水液注至于膀胱,而为渗走泄入于溺道焉。是故水液谷食者,常从口中一并移居于胃中停留,待后将变“成糟粕而俱下于大肠”,至此而成为下焦。在糟粕到达过程中,开始是糟粕与水液混杂,“渗而俱下”,后经过其压“济泌别汁”液的作用,其中的水液,单独循下焦而渗入膀胱焉。当水液蓄满之后，膀胱的职司，将水液从溺道中泄出体外。而有形的粪便留在肠道中，可按时从魄门排出至体外也。

【原文之九十七】黄帝曰。善。余闻上焦如雾。中焦如沤。下焦如渎。此之谓也。（【灵枢·营卫生会篇】）

【解读】黄帝曰：好。我闻听说，上焦如雾气之弥漫，中焦如水上的浮泡，下焦如沟渠水渎的可调节疏通农田者矣，如此之比喻，可谓为三焦的功能也。

【原文之九十八】藏各有一耳。肾独有两者。何也。然。肾两者。非皆肾也。其左者为肾。右者为命门。谓精神之所舍。原气之所系也。故男子以藏精。女子以系胞。故知肾有一也。（【难经·三十六难】）

【解读】五藏者，皆为各有一个耳，唯肾之独有两个者，此为如何之也。然。肾之有两个者，非皆为肾也，其位于左者，乃为肾，其位于右者，是为命门。是以谓精神藏居所在之宅舍，是与人生命原气之所联系统属也。故男子在此以藏精，女子于此以系胞。故知肾者，只有一个也。

【原文之九十九】帝曰。有其年已老而有子者。何也。岐伯曰。此其天寿过度。气脉常通。而肾气有余也。此虽有子。男不过尽八八。女不过尽七七。而天地之精气皆竭矣。帝曰。夫道者。年皆百数。能有子乎。岐伯曰。夫道者。能却老而全形。身年虽寿。能生子也。(【素问·上古天真论】)

【解读】黄帝曰：有些人其年纪已经很老，而他们仍有生子的能力者，是为何之原因也。岐伯曰：此乃其人天赋寿命之精力超过常人的度数，其气血经脉得以正常通畅，而使肾气的充盛保持有余之缘故也。然此虽能会有子，只是个别的特殊情况。男子的生育年龄，是不会超过其应尽之数的八八，即是为止之于六十四岁；女子的生育年龄，是不会超过其应尽之数的七七，即是为止之于四十九岁，盖以到了此时的年龄者，而天地之精气，皆已至其竭尽的地步矣。黄帝曰：那些知晓养生之道者，年纪皆能活到百岁，还能会有生子乎。岐伯曰：凡于平时能专注养生之道者，他们能延却衰老而保全形体精气的旺盛，故他们的身体年龄，虽然已至高寿，却能具备生子的功能也。

第五章　经络学说篇

【原文之一百】夫十二经脉者。人之所以生。病之所以成。人之所以治。病之所以起。学之所始。工之所止也。粗之所易。上之所难也。(【灵枢·经别篇】)

【解读】十二经脉功能的重要性者,关系到人之所以可生存,疾病之所以会形成,人之所以能治理保健康,疾病之所以会起作生成,总之疾病初始是发生于十二经脉,运用十二经脉的道理去治病,可以促使经脉疏通,可以使疾病得到好转。因此说,要学习医理的正确之道,须先学习经络学说之所开始规定的道理法则;医工之要达到医术高明,乃至具有极高的造诣,都是以不离开熟悉经络学说之理论为所止也。当然,在关于经络学说的学习方面,如其目标只要能肤浅粗糙之知道者,那是所容易而可达到的;但要深刻研究而达到上工之水平者,所以是很难以得到的也。

【原文之一百零一】夫十二经脉者。内属于府藏。外

络于支节。(【灵枢·海论篇】)

【解读】凡言十二经脉的连络关系者,入内属于五藏六府,在外则连络于四肢骨节。

【原文之一百零二】气之不得无行也。如水之流。如日月之行不休。故阴脉营其藏。阳脉营其府。如环之无端。莫知其纪。终而复始。其流溢之气。内溉藏府。外濡腠理。(【灵枢·脉度篇】)

【解读】营卫之气运行于人体经脉之中,是不得无行之停止也,正如水之在江河中的流动那般,而不会有所停止,如日月之升落那样,运行的不作休止。十二经脉者之分为阴阳,故阴脉起着营养其五藏之职能,阳脉起着滋营其六府之职司,“如环之无端。莫知其纪(之开始)。(到)终(点)而复(开)始”之也,故为起点和终点汇聚在一起,于是就形成了循环之不停息。在其经脉中流溢之血气,入内行里则灌溉于五藏六府,向外出行则濡养其肌肤腠理,真是谓之无所不至也。

【原文之一百零三】五藏之道。皆出于经隧。以行血气。血气不和。百病乃变化而生。是故守经隧焉。(【素问·调经论】)

【解读】五藏之间的连接通道,皆出自于经隧相连而完成的,故可以行血气之流通。盖以血气之间的相互不和调，身体会有百病乃出的变化而生成也。是故诊治疾病，当守熟知经隧络道学说的理论焉。

【原文之一百零四】黄帝问曰。余闻皮有分部。脉有经纪。筋有结络。骨有度量。其所生病各异。别其分部。左右上下。阴阳所在。病之始终。愿闻其道。岐伯对曰。欲知皮部。以经脉为纪者。诸经皆然。……。皮者。脉之部也。邪客于皮。则腠理开。开则邪入客于络脉。络脉满则注于经脉。经脉满则入舍于府藏也。故皮者。有分部。不与而生大病也(【素问·皮部论】)

【解读】黄帝问曰：我闻听人体的皮肤有分成几个部位，脉之分布有经纬纲纪的次序，筋有连结之络道，骨有尺度的衡量，其所生的疾病各有相异。所以，要辨别其所分部位，知道其在左或右，在上或下，以及找出阴阳消长和盛衰失衡之关键所在，乃能知病之起始和终末，愿闻听其中的道理是为何也。岐伯对曰：此必欲知皮肤分为几部，再以经脉之分布为纲纪者，诸经脉皆如此然也。……。其皮者，经脉之分布部位也，邪气客犯于皮，则腠理开，腠理开则邪气容易入犯客于络脉，络脉受邪之势盛满时，则可传注入犯于经脉，其经脉受邪之势盛满者，则传入留舍于府藏也。故皮者，有分成几个部位，在邪气入犯时，倘若不给予及时的治疗，就会内传而变生为大病也。

【原文之一百零五】春者。天气始开。地气始泄。冻解冰释。水行经通。故人气在脉。夏者。经满气溢。入孙络受血。皮肤充实。长夏者。经络皆盛。内溢肌中。秋者。天气始收。腠理闭塞。皮肤引急。冬者盖藏。血气在中。内着骨髓。通于五藏。是故邪气者。常随四时之气血而入客也。至其变化。不可为度。然必从其经气。辟除其邪。除其邪则乱气不生。(【素问·四时刺逆从论】)

【解读】春天者,天之气始开为生发,地之气始开以为泄,地面之冻渐解而冰化释,自然界中江河之水流行,人体的经脉血气流行畅通,故人体的营气者,也在脉道中行其血矣。夏天者,经脉中满盛之血气溢出,进入孙络,所受之血气盈余,于是皮肤显得滋润充实。长夏者,经脉络道之血气皆充盛,血气内溢而入于肌肉中。秋天者,天地间万物之气始收,腠理致密而闭塞,皮肤收引紧急。冬天者,盖以万物的潜藏蛰伏,血气在身体中深藏,内着之极至骨髓也,血气相通于五藏。“是故邪气者”,当随四时之气血变化,而入犯客薄于形体中也。至于其所发生的疾病变化,是不可以为有恒度而固定不变的。然于诊治疾病之时,务必顺从其经脉血气的变化,更要以力辟之而祛除其邪气,除其邪则乱其血气之证情,就不会发生之也。

【原文之一百零六】阳者。天气也。主外。阴者。地气也。主内……。故阴气从足上行至头。而下行循臂至

指端。阳气从手上行至头。而下行至足。(【素问·太阴阳明论】)

【解读】凡经脉之阳者,是为天气之属阳者也,故主行于外。凡经脉之阴者,是为地气之属阴者也,故主行于内……。故尔十二经脉的阴经之气,从足上行至头部,而向下行循沿着手臂至达于手指末端。阳经之气从手上行至头部,而向下行是为至达于足部。

【原文之一百零七】手之三阴。从藏走手。手之三阳。从手走头。足之三阳。从头走足。足之三阴。从足走腹。(【灵枢·逆顺肥瘦篇】)

【解读】手之三阴经的走向,从藏而走到于手。手之三阳经的走向,从手走到于头。足之三阳经的走向,从头走到于足。足之三阴经的走向,从足走到于腹。

【原文之一百零八】足太阳与少阴为表里。少阳与厥阴为表里。阳明与太阴为表里。是为足阴阳也。手太阳与少阴为表里。少阳与心主为表里。阳明与太阴为表里。是为手之阴阳也。(【素问·血气形志篇】)

【解读】足太阳膀胱经与足少阴肾经,此二经是互为表里的关系。足少阳胆经与足厥阴肝经,此二经是互为表里的关系。足阳明胃经与足太阴脾经,此二经是互为表里的关系。此是为足之三阴经与足之三阳经之间,阴阳表里分配的关系也。手太阳小肠经与手少阴心经是互为表里的关系。手少阳三焦经与手厥阴心包经是互为表里的关系。手阳明大肠经与手太阴肺经是互为表里的关系。此是为手三阴经与手三阳经之间,阴阳表里分配的关系也。

【原文之一百零九】肺手太阴之脉。起于中焦。下络大肠。还循胃口。上膈。属肺。从肺系。横出腋下。下循臑内。行少阴心主之前。下肘中。循臂内上骨下廉入寸口上鱼。循鱼际。出大指之端。其支者。从腕后直出次指内廉。出其端。是动则病肺胀满。膨膨而喘咳。缺盆中痛。甚则交两手而瞀。此为臂厥。是主肺所生病者。咳上气。喘渴。烦心。胸满,臑臂内前廉痛厥。掌中热。气盛有余。则肩背痛。风寒汗出中风。小便数而欠。气虚则肩背痛寒。少气不足以息。溺色变。为此诸病。盛则泻之。虚则补之。热则疾之。寒则留之。陷下则灸之。不盛不虚。以经取之。盛者。寸口大三倍于人迎。虚者。则寸口反小于人迎也。(【灵枢·经脉篇】)

【解读】肺手太阴之经脉,起始位于中焦部,向下联络至大肠,再回上还循行至胃上口,向上入膈膜位,继进入属肺部,从肺之系统,横出走至腋窝下,往下沿循上臂内侧,行于手少阴心主经脉之前,往下达至手肘中,沿循前臂内侧,上经过掌后顺着高骨下廉,入寸口脉动处,上入至于高肉突出的鱼际，循着鱼际肉，走出入于大拇指末梢的尖端。它的支脉，沿着手腕后直走出大拇指的次指，即食指的边缘行出至其尖端，与手阳明经脉相连接。凡是本经脉之受邪被干动，则所生出的病变，可见肺部膨胀满闷，因而气喘作咳，缺盆中作痛，甚至交叉两手于胸中，而引起目睛视物不清，心中烦乱，此病名曰为“臂厥”。凡是主要由肺之本藏所生的病候者，如作咳，气逆于上而气不得平定，喘气，口中干渴，烦乱扰心，胸中满闷，臑臂部内侧前缘觉作痛，感厥冷，手掌心中发热。手太阴肺经本经之气为盛有余，乃是实证，则出现肩背疼痛，或为邪犯受风寒，汗出，诸如风伤于卫的太阳病中风，小便变为次数多而量欠少。太阴肺经本经之气虚不足，是为虚证，出现肩背作痛，怕寒冷，短气不利于呼吸，小便色变清。综合以上，而为此出现的诸病证候，凡属盛实者，则以泻法泻之。凡属虚者，则以补法补之。凡属热者，则针刺之法，应以迅速快疾之为佳。凡属寒者，则针刺之法，应以留针之为善。阳气虚亏而脉陷下不起，则须以艾灸之法，补之其损。其不盛不虚者，当以本经而取之治法。其脉之盛者为实证，寸口脉象之大三倍于人迎搏动。其脉之虚者为虚证，则寸口脉象反小于人迎搏动也。

【原文之一百一十】大肠手阳明之脉。起于大指次指之端。循指上廉。出合谷两骨之间。上入两筋之中。循臂上廉。入肘外廉。上臑外前廉。上肩。出髃骨之前廉。上出于柱骨之会上。下入缺盆。络肺。下膈。属大肠。其支者。从缺盆上颈。贯颊。入下齿中。还出挟口。交人中。左之右。右之左。上挟鼻孔。是动则病齿痛。颈肿。是主津液所生病者。目黄。口干。鼽衄。喉痹。肩前臑痛。大指次指痛不用。气有余则当脉所过者热肿。虚则寒栗不复。为此诸病。盛则泻之。虚则补之。热则疾之。寒则留之。陷下则灸之。不盛不虚。以经取之。盛者。人迎大三倍于寸口。虚者。人迎反小于寸口也。(【灵枢·经脉篇】)

【解读】大肠手阳明之经脉,起始于大拇指的次指之末端位,即食指末梢之尖端位,沿循着食指靠拇指侧的上缘,走出合谷穴的两掌骨之间,上入至手腕上两筋间的凹陷中,循沿着前臂上方边缘,进入手肘外侧的边缘,再沿上至臂臑外侧的前缘,上肩,出于肩峰骨的肩髃穴之前缘,向上出行于诸阳经相聚处之会合上,即柱骨之大椎穴位上,往下入于缺盆,联络于肺藏,下入贯于膈膜,直入至属于六府之大肠。其中分出的支脉者,从缺盆上走至颈部,贯通于颊部,而下入于齿龈,再由内还于外而环绕出行,并挟于上口唇,左侧的脉绕向于右,右侧的脉绕向于左,交叉汇合于人中穴位,上行分别挟在鼻管孔的两侧,与足阳明胃经之脉相连接。凡是本经脉之受邪被干动时,则所生出的病变,牙齿作痛,颈部肿大。凡是主手阳明大肠经脉津液所生变之为病者，则眼目发黄，口中干渴，鼻流涕衄血，喉痹干痛，肩前臑痛，大指之次指作痛不能为之用。手阳明大肠经之本经气有余，则为实证，当本经脉循行所过之部位者，可觉发热而肿。本经气之虚，则出现寒栗发抖持续不恢复。综合以上，为此出现诸病证候，凡属盛实者，则以泻法泻之。凡属虚者，则以补法补之。凡属热者，则针刺之法，应以迅速快疾之为佳。凡属寒者，则针刺之法，应以留针之为善。阳气虚亏而脉陷下不起，则须以艾灸之法，补之其损。其不盛不虚者，当于本经而取之以治法。其脉之盛者为实证，人迎搏动之大三倍于寸口之脉象。其脉之虚者为虚证，人迎之搏动反小于寸口之脉象也。

【原文之一百一十一】胃足阳明之脉。起于鼻之交頞中。旁纳太阳之脉。下循鼻外。入上齿中。还出挟口。环唇。下交承浆。却循颐。后下廉。出大迎。循颊车上耳前。过客主人。循发际。至额颅。其支者。从大迎前下人迎。循喉咙。入缺盆。下膈。属胃。络脾。其直者。从缺盆下乳内廉。下挟脐。入气街中。其支者。起于胃口。下循腹里。下至气街中而合。以下髀关。抵伏兔。下膝膑中。下循胫外廉。下足跗。入中指内间。其支者。下廉三寸而别。下入中指外间。其支者。别跗上。入大指间。出其端。是动则病洒洒振寒善呻。数欠。颜黑。病至则恶人与火。闻木声则惕然而惊。心欲动。独闭户塞牖而处。甚则欲上高而歌。弃衣而走。贲响腹胀。是谓骭厥。是主血所生病者。狂疟温淫。汗出。鼽衄。口喎。唇胗。颈肿。喉痹。大腹水肿。膝膑肿痛。循膺。乳。气街。股。伏兔。骭外廉。足跗上皆痛。中指不用。气盛则身以前皆热。其有余于胃。则消谷善饥。溺色黄。气不足则身以前皆寒栗。胃中寒则胀满。为此诸病。盛则泻之。虚则补之。热则疾之。寒则留之。陷下则灸之。不盛不虚。以经取之。盛则人迎三倍于寸口。虚者人迎反小于寸口也。(【灵枢·经脉篇】)

【解读】胃足阳明之经脉,起始位于鼻梁之凹陷处中,旁纳入于足太阳之经脉,往下沿循鼻外,入于上齿龈中,再由内而还出于外,挟口而环绕口唇,于唇下相交会于承浆穴处,退却再循颐部后方,出大迎穴位,沿循颊车,上行于耳前,过客主人穴位处,循行发际,抵至额颅。其分支者,从大迎前下走至人迎,沿循喉咙,走入缺盆,下行于膈膜,入进属胃,联络脾藏。其直行的经脉者,从缺盆向下行于乳房内侧,再向下挟脐而行,直入至少腹下方的气街部位中,即气冲穴位。再有其支脉者,起始于胃的下口幽门位,走下循行至腹里,下行至气街中,而与前行的一支脉二相会合后,再以此下行至髀关,抵达于伏兔,下行至膝膑中,向下沿循胫骨之外缘部,往下达至足背部,进入足中趾内侧与次趾之间。另有一支脉者,由膝下缘三寸处而别走，下入至中趾外侧间。还有其一支脉者，由别走于足背上，进入于足大趾间，出于大趾其尖端，乃接续于足太阴经脉相连。凡是本经脉之受邪被干动者，则所生出的病变，诸如身体洒洒然之阵阵作寒冷，时时呻吟，不断打呵欠，颜面部黯然发黑，病至发作时，则令厌见于人和火光，闻听木声则怵惕不安而惊恐，心中欲作悸动，独自关闭起门户窗子而居于内室处。病甚则欲上攀登高而歌唱，脱衣而妄走，肚中鸣响，腹中作胀，此病是谓“骭厥”。足阳明胃经脉所主之血，生变为病者，是为发狂疟疾温病淫热，有汗时常流出，鼻管流清涕和衄血，口角歪斜，口唇生热疮，头颈肿大，喉痹，大腹膨胀有水气肿大，两膝膑骨部肿痛，沿循胸膺，乳房，气街，腿股部，伏兔，足胫部外缘，足背上，多处皆作痛，足中趾不起作用。足阳明胃经之经气盛则为实，身体之前部皆发热，其热有余移于胃中热，则消烁谷食，容易感饥饿，小便颜色变黄。足阳明胃经之经气不足则为虚，身体之前部尽觉寒冷战栗，胃中有寒则为胀满。综合以上，为此出现的诸病证候，凡属盛实者，则以泻法泻之。凡属虚者，则以补法补之。凡属热者，则针刺之法，应以迅速快疾之为佳。凡属寒者，则针刺之法，应以留针之为善。阳气虚亏而脉陷下不起，则须以艾灸之法，补之其损。其不盛不虚者，当于本经而取之为治法。其脉之盛者为实证，人迎之搏动三倍于寸口的脉象。其脉之虚者为虚证，人迎之搏动反小于寸口之脉象也。

【原文之一百一十二】脾足太阴之脉。起于大指之端。循指内侧白肉际。过核骨后。上内踝前廉。上踹内。循胫骨后。交出厥阴之前。上膝股内前廉。入腹。属脾。络胃。上膈挟咽。连舌本。散舌下。其支者。复从胃。别上膈。注心中。是动则病舌本强。食则呕。胃脘痛。腹胀。善噫。得后与气则快然如衰。身体皆重。是主脾所生病者。舌本痛。体不能动摇。食不下。烦心。心下急痛。溏。瘕泄。水闭。黄疸。不能卧。强立。股膝内肿。厥。足大指不用。为此诸病。盛则泻之。虚则补之。热则疾之。寒则留之。陷下则灸之。不盛不虚。以经取之。盛者。寸口大三倍于人迎。虚者。寸口反小于人迎也。(【灵枢·经脉篇】)

【解读】脾足太阴之经脉,起于足大趾尖之末端,沿循着足大趾内侧白肉际,经过足大趾本节后凸起的核骨,上行入于足内踝的前方,上至于踹内即小腿肚,沿循足胫骨后方,相交出于足厥阴肝经之前方,再上走于膝而行至腿股内侧的前缘,直入抵于腹中,属脾藏,相络于胃,上行至胸膈挟咽喉部位,连接于舌本,散之舌下。其一支脉者,复从胃府开始,别行上过膈膜,注入心中。凡是本经脉之受邪被干动者,则所生出的病变,舌根强硬,食后则作呕,胃脘作痛,腹中作胀,时常噫气,在得大便后与失气者,则感到轻快然而如觉得好转，而身体皆感到重着。凡是由主脾之本藏所生病者，舌根痛，形体不能动摇，食不能下，觉得烦心，心下引急作痛，大便溏薄，顽固难愈之下利，水液壅闭之小溲不通，黄疸病，不能安然卧寐，腿软而只能很勉强的站立，在股膝的内侧面会作肿，厥冷，足大趾功能不起作用。综合以上，为此出现的诸病证候者，凡属病候之盛实者，则应以泻法泻之。凡属病候之虚者，则施以补法补之。凡属热者，则针刺之法，应以迅速快疾之为佳。凡属寒者，则针刺之法，应以留针之为善。阳气虚亏而脉陷下不起，则须以艾灸之法，补之其损。其不盛不虚者，当以本经而取之为治法。其脉之盛者为实证，则寸口脉象之大三倍于人迎之搏动。切得之脉虚者为虚证，寸口之脉象反小于人迎之搏动也。

【原文之一百一十三】心手少阴之脉。起于心中。出属心系。下膈。络小肠。其支者。从心系上挟咽。系目系。其直者。复从心系却上肺。下出腋下。循臑内后廉。行手太阴心主之后。下肘内。循臂内后廉。抵掌后锐骨之端。入掌内后廉。循小指之内。出其端。是动则病嗌干。心痛。渴而欲饮。是为臂厥。是主心所生病者。目黄。胁痛。臑。臂内后廉痛厥。掌中热痛。为此诸病。盛则泻之。虚则补之。热则疾之。寒则留之。陷下则灸之。不盛不虚。以经取之。盛者。寸口大再倍于

人迎。虚者。寸口反小于人迎也。(【灵枢·经脉篇】)

【解读】心手少阴之经脉,起于心中,出属于“心系”,往下行走而过膈膜,联络于小肠。其分支之脉者,从心系上挟于咽,连系至“目系”。其直行者,复从心系却上行至之于肺,向下行出走腋窝下,沿循臑内侧的后缘,行走于手太阴经与手厥阴经之后方,下行入肘内,沿循前臂内侧的后缘,抵达至手掌后小指一侧高骨之端,入手掌内的后缘,沿循小指的内侧,直至出其指末的尖端。凡是本经脉之受邪被干动者,则所生出的病变,咽嗌干燥,心中作痛,口干渴而欲饮水,则是为“臂厥”之病候。凡是由心藏主之所生出的病者,目睛发黄,胁肋作痛,臑、臂之内侧后缘作痛和厥冷,手掌心中的发热作痛。综合以上,为此出现的诸病证候,凡属病候之盛实者,则以泻法而泻之。凡属病候之虚者,则以补法而补之。凡属热者,则针刺之法,应以迅速快疾之为佳。凡属寒者,则针刺之法,应以留针之为善。阳气虚亏而脉陷下不起,则须施以艾灸之法,补之其损。其不盛不虚者,当以本经而取之为治法。其脉之盛者为实证,寸口脉象之大于两倍的人迎搏动。其脉之虚者为虚证,寸口的脉象搏动反小之于人迎者也。

【原文之一百一十四】小肠手太阳之脉。起于小指之端。循手外侧。上腕。出踝中。直上循臂骨下廉。出肘内侧两筋之间。上循臑外后廉。出肩解绕肩胛。交肩上。入缺盆。络心。循咽。下膈。抵胃。属小肠。其支者。从缺盆循颈上颊。至目锐眦。却入耳中。其支者。别颊上䪼抵鼻。至目内眦。斜络于顴。是动则病嗌痛。颔肿。不可以顾。肩似拔。臑似折。是主液所生病者。耳聋。目黄。颊肿。颈。颔。肩。臑。肘臂外后廉痛。为此诸病。盛则泻之。虚则补之。热则疾之。寒则留之。陷下则灸之。不盛不虚。以经取之。盛者。人迎大再倍于寸口。虚者。人迎反小于寸口也。(【灵枢·经脉篇】)

【解读】小肠手太阳之经脉，起于小指之指尖末端，沿循手背的外侧，上至于手腕，出行过高骨，直上沿循行前臂骨的下缘方，出于肘后内侧的两筋之间，往上沿循臂臑外侧之后缘，再出肩后的骨缝，绕行于肩胛处，相交于肩上，进入缺盆，联络于心藏，循咽，下膈膜，抵至胃，下行入属于小肠。其支脉者，从缺盆循头颈上抵于面颊，再行至于眼目之外角，回转却入耳中。其一支脉，别从颊部上走目眶下部，抵于鼻，行至于眼目之内角，斜行而络于顴骨部，则是与太阳相连接。凡是由本经脉之受邪被干动者，则所生出的病变，咽嗌痛，頷肿，颈项难转动，肩似被人拔出，臑似被折断。凡是本经主液之所生病者，耳聋，目黄，颊肿、颈、頷、肩、臑、肘、臂之外侧后缘作痛。综合以上，为此出现的诸病证候，凡属盛实者，则以泻法泻之。凡属虚者，则以补法补之。凡属热者，则针刺之法，应以迅速快疾之为佳。凡属寒者，则针刺之法，应以留针之为善。

阳气虚亏而脉陷下不起，则须以艾灸之法，补之其损。其不盛不虚者，当以本经而取之为治法。切脉之得盛者为实证，人迎搏动之大两倍于寸口之脉象。切脉之觉虚者为虚证，人迎之搏动反小于寸口之脉象也。

【原文之一百一十五】膀胱足太阳之脉。起于目内眦。上额。交巅。其支者。从巅至耳上角。其直者。从巅入络脑。还出别下项。循肩髆内。挟脊。抵腰中。入循膂络肾。属膀胱。其支者。从腰中下挟脊。贯臀。入腘中。其支者。从髆内左右。别下贯胛。挟脊。内过髀枢。循髀外。从后廉下合腘中。以下贯踹内。出外踝之后。循京骨至小指外侧。是动则病冲头痛。目似脱。项如拔。脊痛。腰似折。髀不可以曲。腘如结。踹如裂。是为踝厥。是主筋所生病者。痔。疟。狂。癫疾。头顖。项痛。目黄。泪出。鼽衄。项。背。腰。尻。腘。踹。脚皆痛。小指不用。为此诸病。盛则泻之。虚则补之。热则疾之。寒则留之。陷下则灸之。不盛不虚。以经取之。盛者。人迎大再倍于寸口。虚者。人迎反小于寸口也。(【灵枢·经脉篇】)

【解读】膀胱足太阳之经脉，始起于目睛之内角，上走于额部，交会于巅顶中的至高处。其支脉者，从巅顶至耳上角。其直行者，从巅顶入内络于脑，返还出行别走下项，沿循肩髆内，挟行至脊骨两旁，抵达腰中，深入沿循膂肉而连络于肾藏，进入六府之属的膀胱。其支脉者，从腰中下出挟脊柱，贯穿过臀部，走入膝后腘窝中。其支脉者，从膊内左右，别走下贯过肩胛，挟脊柱，内过髀枢，沿循髀外方，从后缘向下会合前一支脉于腘中，就此再以向下贯过至小腿肚，行出于外踝骨之后方，沿循京骨至小趾外侧，此一支脉与足少阴经相御接。凡是本经脉之受邪被干动者，则所生出的病变，有气冲上于头作痛，眼睛胀痛似脱出，项颈如拔出，脊作痛，腰府似折断，髀枢不可以自主弯曲，膝腘部如板结，足踹如裂，病名“是为踝厥”。凡有本经之主筋所生病者，痔疾、疟疾、狂证、癫疾，头顶顖门不合、项强痛，目睛染黄，泪水自出，鼻流涕水、鼻管衄血，项、背、腰、尻、腘、踹、脚之各部皆作痛，小指功能不起作用。综合以上，为此出现的诸病证候，凡属盛实者，则以泻法泻之。凡属虚者，则以补法补之。凡属热者，则针刺之法，应以迅速快疾之为佳。凡属寒者，则针刺之法，应以留针之为善。阳气虚亏而脉陷下不起，则须以艾灸之法，补之其损。其不盛不虚者，当以本经而取之为治法。切得之脉盛者为实证，人迎搏动之大两倍于寸口之脉象。其脉之虚者为虚证，人迎之搏动反小于寸口之脉象也。

【原文之一百一十六】肾足少阴之脉。起于小指之下。邪走足心。出于然谷之下。循内踝之后。别入跟中。以上踹内。出腘内廉。上股内后廉。贯脊。属肾。络膀胱。其直者。从肾上贯肝膈。入肺中。循喉咙。挟舌本。其支者。从肺出络心。注胸中。是动则病饥不欲食。面如漆柴。咳唾则有血。喝喝而喘。坐而欲起。目䀮䀮如无所见。心如悬。若饥状。气不足则善恐。心惕惕如人将捕之。是为骨厥。是主肾所生病者。口热。舌干。咽肿。上气。嗌干及痛。烦心。心痛。黄疸。肠澼。脊股内后廉痛。痿厥。嗜卧。足下热而痛。为此诸病。盛则泻之。虚则补之。热则疾之。寒则留之。陷下则灸之。不盛不虚。以经取之。灸则强食生肉。缓带披发。大杖重履而步。盛者。寸口大再倍于人迎。虚者。寸口反小于人迎也。(【灵枢·经脉篇】)

【解读】肾足少阴之经脉,起始于足小趾之下,斜走于足心,行出于然谷之下,沿循于内踝之后,别转走入足跟中,则以上走至小腿肚内侧,出行于腘之内缘,上走腿股内侧之后缘,贯过脊柱,入属于肾,再联络于膀胱。其直行者,从肾向上行贯连至肝膈,入于肺中,沿循喉咙,挟舌根。其支脉者,从肺出行联络于心藏,再灌注至胸中。凡是本经脉之受邪被干动,则所生出的病变,常觉得饥饿而不欲进食,面无光泽焦黑如漆柴,咳唾时则带有血,声音嘶哑而喘息,只能坐着而欲起立时,眼目昏花如无所视见,心中悬荡慌乱,犹若饥饿之状,气息觉不足则容易觉恐慌,心中惕惕惊悸如有被人将捕捉之状,此"是为骨厥”。凡是主肾本藏之所生病者，口干热，舌干，咽肿，上逆之气不平，喉嗌干涩及作痛，烦乱扰心，心中痛，黄疸，肠澼下利，脊股内后缘作痛，痿躄厥冷，嗜睡卧，足掌心下发热而作痛。综合以上，为此出现的诸病证候，凡属盛实者，则以泻法泻之。凡属虚者，则以补法补之。凡属热者，则针刺之法，应以迅速快疾之为佳。凡属寒者，则针刺之法，应以留针之为善。阳气虚亏而脉陷下不起，则须以艾灸之法，补之其损。其不盛不虚者，当以本经而取之为治法。艾灸则增强食欲而能生肌肉，在家中静养闲散，松缓衣带，披散头发，时常手拿着结实的拐杖，穿拖着鞋子而在室内放步走动。切得之脉盛者为实证，寸口脉象之大两倍于人迎之搏动。其脉之虚者为虚证，寸口之脉象反小于人迎之搏动也。

【原文之一百一十七】心主手厥阴心包络之脉。起于胸中。出属心包络。下膈。历络三焦。其支者。循胸中出胁。下腋三寸。上抵腋下。循臑内。行太阴。少阴之间。入肘中。下臂。行两筋之间。入掌中。循中指。出其端。其支者。别掌中。循小指次指。出其端。是动则病手心热。臂肘挛急。腋肿。甚则胸胁支满。心中憺憺大动。面赤。目黄。喜笑不休。是主脉所生病者。烦心。心痛。掌中热。为此诸病。盛则泻之。虚则补之。热则疾之。寒则留之。陷下则灸之。不盛不虚。以经取

之。盛者寸口大一倍于人迎。虚者。寸口反小于人迎也。(【灵枢·经脉篇】)

【解读】心主手厥阴心包络之经脉,始起于胸中,行出属心包络,下至膈膜,依次经历心包络和上中下三焦相关连。其支脉者,沿循胸中走出于胁,下行至腋位三寸处,再上行抵腋之下,沿循臂臑内侧,行于手太阴与手少阴两经之间,走入肘中,再至下臂,行于两筋之间,并入掌中,沿循中指,出于其指末之尖端。其支脉者,分别入于掌中,沿循小指的次指,走出其次指的指末尖端。凡是本经脉之受邪被干动,则所生出的病变,手掌心发热,臂肘部位挛缩紧急,腋部作肿,甚则胸胁位支撑满堵,心中觉恐惧而大动不安之状,面色变赤,目睛染黄,喜笑无休止。凡是心主手厥阴心胞络之本经脉所生病者,则为烦扰在心,心中痛,掌心中热。综合以上,为此出现的诸病证候,凡属盛实者,则以泻法泻之。凡属虚者,则以补法补之。凡属热者,则针刺之法,应以迅速快疾之为佳。凡属寒者,则针刺之法,应以留针之为善。阳气虚亏而脉陷下不起,则须以艾灸之法,补之其损。其不盛不虚者,当取之以本经而为治法。其脉之盛者为实证,寸口脉象之大一倍于人迎之搏动。切脉之虚者为虚证,寸口之脉象反小于人迎之搏动也。

【原文之一百一十八】三焦手少阳之脉。起于小指次指之端。上出两指之间。循手表腕。出臂外两骨之间。上贯肘。循臑外。上肩而交出足少阳之后。入缺盆。布膻中。散络心胞。下膈。循属三焦。其支者。从膻中上出缺盆。上项。系耳后。直上出耳上角。以屈下颊至䪼。其支者。从耳后入耳中。出走耳前。过客主人前。交颊。至目锐眦。是动则病耳聋浑浑焞焞。嗌肿。喉痹。是主气所生病者。汗出。目锐眦痛。颊痛。耳后。肩。臑。肘。臂外皆痛。小指次指不用。为此诸病。盛则泻之。虚则补之。热则疾之。寒则留之。陷下则灸之。不盛不虚。以经取之。盛者。人迎大一倍于寸口。虚者。人迎反小于寸口也。(【灵枢·经脉篇】)

【解读】三焦手少阳之经脉，起于小指之次指指末尖端，向上出行于两指的中间，沿循手背表面至腕部，出于前臂外侧两骨之中间，向上贯穿过肘部，沿循上臂臑外侧，上行至肩而交出于足少阳之后，进入缺盆，分布在膻中位，散入连络心胞络，往下至膈，沿循至属于上中下三焦之本府。其支脉者，从膻中上走出缺盆，上行于项，系接于耳后，直行上出耳上角，由此以屈下颊至䪼。其支脉者，从耳后入耳中，出走至耳前，过客主人穴之前，相交前支脉于颊，再至目睛之锐眦。凡是本经脉之受邪被干动，则所生出的病变，耳聋失聪慧，咽嗌肿，喉痹。凡是由三焦手少阳经脉所主之气生病者，汗出，目睛锐眦痛，面颊痛，耳后、肩、臑、肘、手臂外部皆为之作痛，小指的次指功能不起作用。综合以上，为此出现的诸病证候，凡属盛实者，则以泻法泻之。凡属虚者，则以补法补之。凡属热者，则针刺之法，应以迅速快疾之为佳。凡属寒者，则针刺之法，应以留针之为善。阳气虚亏而脉陷下不起，则须以艾灸之法，补之其损。其不盛不虚者，当以本经而取之为治法。其脉之盛者为实证，人迎之搏动大一倍于寸口之脉象。切脉之虚者为虚证，人迎之搏动反小于寸口之脉象也。

【原文之一百一十九】胆足少阳之脉。起于目锐眦。上抵头角。下耳后。循颈。行手少阳之前。至肩上却交出手少阳之后。入缺盆。其支者。从耳后入耳中。出走耳前。至目锐眦后。其支者。别锐眦。下大迎。合于手少阳。抵于䪼下。加颊车。下颈。合缺盆。以下胸中。贯膈。络肝。属胆。循胁里。出气街。绕毛际。横入髀厌中。其直者。从缺盆下腋。循胸。过季胁。下合髀厌中以下。循髀阳。出膝外廉。下外辅骨之前。直下抵绝骨之端。下出外踝之前。循足跗上。入小指次指之间。其支者。别跗上。入大指之间。循大指岐骨内。出其端。还贯爪甲。出三毛。是动则病口苦。善太息。心胁痛。不能转侧。甚则面微有尘。体无膏泽。足外反热。是为阳厥。是主骨所生病者。头痛。颌痛。目锐眦痛。缺盆中肿痛。腋下肿。马刀侠瘿。汗出振寒。疟。胸。

胁。肋。髀。膝外至胫。绝骨。外踝前及诸节皆痛。小指次指不用。为此诸病。盛则泻之。虚则补之。热则疾之。寒则留之。陷下则灸之。不盛不虚。以经取之。盛者。则人迎大一倍于寸口。虚者。人迎反小于寸口也。(【灵枢·经脉篇】)

【解读】胆足少阳之经脉，始起于目睛之外角，走上抵至头角，往下入耳后，沿循颈部，行于手少阳经脉之前，走至肩上，却交叉出手少阳经脉之后，进入缺盆。其支脉者，从耳后进入耳中，再出走于耳前，行至目睛锐眦之后。其支脉者，别行于目睛锐眦，往下行走大迎，相会合于手少阳，抵至頔下，更进加入颊车，下往颈部，并与前一支经脉相合于缺盆，再以走下于胸中，贯穿过膈膜，系络于肝藏，再入属胆府，沿循胁里，出乎气街部，绕阴毛际，横入髀枢中。其直行之脉者，从缺盆下行于腋，沿循胸中，走过季胁，并下合髀枢中以下，往下沿循髀阳处，并走上出膝外缘，往下走外辅骨之前，直下抵至绝骨之端，走下出外踝之前，沿循至足背上，进入足小趾旁的次指之间。其支脉者，别行于足背上，进入足大趾与次趾侧面之中间，沿循大趾岐骨内，走出其端末，回返还入而贯其爪甲，出于爪甲后的三毛处，此一支脉与足厥阴肝经之脉相连结。凡本经脉之受邪被干动，则病口苦，时常太息，心胁作痛，不能做转侧动作，甚则面部晦黯，视之似见微有灰尘被蒙状，肤体枯燥无润泽，足外侧面会发热，病名“是为阳厥”。

凡是由本经主乎骨之所生病者，头痛，颔痛，目睛锐眦痛，缺盆中肿痛，腋下作肿，马刀侠瘿，汗出阵阵寒冷，疟疾，胸、胁、肋、髀、足膝外至足胫骨、绝骨、外踝骨前及诸骨节皆作痛，小指内侧旁的次指功能不起作用。综合以上，为此出现的诸病证候，凡属盛实者，则以泻法泻之。凡属虚者，则以补法补之。凡属热者，则针刺之法，应以迅速快疾之为佳。凡属寒者，则针刺之法，应以留针为善。阳气虚亏而脉陷下不起，则须以艾灸之法，补之其损。其不盛不虚者，当以本经而取之为治法。其脉之盛者为实证，则人迎之搏动大一倍于寸口之脉象。切脉之虚者为虚证，人迎之搏动反小于寸口之脉象也。

【原文之一百二十】肝足厥阴之脉。起于大指丛毛之际。上循足跗上廉。去内踝一寸。上踝八寸。交出太阴之后。上腘内廉。循股阴。入毛中。过阴器。抵小腹。挟胃。属肝。络胆。上贯膈。布胁肋。循喉咙之后。上入颃颡。连目系。上出额。与督脉会于巅。其支者。从目系下颊里。环唇内。其支者。复从肝。别贯膈。上注肺。是动则病腰痛不可以俛仰。丈夫㿉疝。妇人少腹肿。甚则嗌干。面尘。脱色。是肝所生病者。胸满。呕逆。飧泄。狐疝。遗溺。闭癃。为此诸病。盛则泻之。虚则补之。热则疾之。寒则留之。陷下则灸之。不盛不虚。以经取之。盛者。寸口大一倍于人迎。虚者。寸口

反小于人迎也。(【灵枢·经脉篇】)

【解读】肝足厥阴之经脉,起于足大趾丛毛之际,向上沿循足背上缘,去至内踝前一寸,上行于内踝八寸,交会出于足太阴经脉之后,上膝后弯内缘,沿循腿股内侧,进入阴毛中,绕过阴器,抵至小腹,挟胃,入属肝藏,系络胆府,向上贯穿过膈膜,散布在胁肋,沿循喉咙之后,向上入颃颡,连络于目系,上出其头额部,并与督脉交会于头巅高处。其支脉者,从目系往下走颊里,环走口唇内。其支脉者,复从肝藏出,别行贯走过膈膜,向上注入至肺中。此一支脉,是与手太阴肺经相连接,就此成为十二经脉之环绕无端,其贯通之无阻碍,而运行于人之体内外,是联络于五藏六府器官的重要命脉。凡是本经脉之受邪被干动,则所生出的病变,腰痛不可以俯仰,男子"㿗疝"(肾囊肿大,亦即疝气),妇人少腹肿,病甚则咽嗌作干,面部如被蒙上灰尘晦黯,看不见原本的面色。凡是由肝之本藏所生病者,胸中满闷,干呕逆上,泄泻之长久不止,水谷杂下,疝气,遗尿,小便癃闭不通。综合以上,为此出现的诸病证候,凡属盛实者,则以泻法泻之。凡属虚者,则以补法补之。凡属热者,则针刺之法,应以迅速快疾之为佳。凡属寒者,则针刺之法,应以留针之为善。阳气虚亏而脉陷下不起,则须艾灸之法,补之其损。其不盛不虚者,当以本经而取之为治法。其脉之盛者为实证,寸口脉象之大一倍于人迎之搏动。切脉之得虚者为虚证,寸口之脉象反小于人迎之搏动也。

【原文之一百二十一】督脉者。起于下极之俞。并于脊里。上至风府。入属于脑。督之为病。脊强而厥。(【难经·二十八难。二十九难】)

【解读】督脉者,始起于身体最下面之会阴穴处,并走行于脊柱骨里,向上行至风府穴位,入内深连属于脑。督脉之为病,脊柱骨强直而见发厥。

【原文之一百二十二】任脉者。起于中极之下。以上毛际。循腹里。上关元。至咽喉。上颐循面入目……任脉为病。男子内结七疝。女子带下瘕聚。(【素问·骨空论】)

【解读】任脉者,始起于腹部中极穴位之下的会阴穴处,由此以向上分布于阴毛之际。沿循腹里,上入关元,行至咽喉,向上至颐沿循面部,走入于目下。……。任脉之为病,其男子腹内之有病苦结聚症为患"七疝"病,女子为患"带下瘕聚"病。

【原文之一百二十三】冲脉者。起于气街。并少阴之经。挟脐上行。至胸中而散。……。冲脉为病。逆气里急。(【素问·骨空论】)

【解读】冲脉者,始起于气街穴,相并行走于足少阴之经脉，挟脐而上行，走至于胸中而散去也。……。冲脉之为病，是为逆上之冲气而觉得里急之紧迫状势。

【原文之一百二十四】带脉者。起于季胁。回身一周。带之为病。腹满腰溶溶若坐水中。

【解读】带脉者，始起于肋骨最下的季胁，回绕身躯腰腹部一圈，似束带之状为无端终。带脉之为病，腹中时作胀满，腰部波动荡漾，若似坐在于水中般那样的感觉。

【原文之一百二十五】阳蹻脉者。起于跟中。循外踝。上行入风池。阳蹻为病。阴缓而阳急。

【解读】阳蹻之脉者，始起于足跟中，沿循着外踝，向上行入于风池穴处。阳蹻之为病，足部阴侧的一面为和缓，而阳侧的一面为紧急。

【原文之一百二十六】阴蹻脉者。亦起于跟中。循内踝。上行至咽喉。交贯冲脉。阴蹻为病。阳缓而阴急。

【解读】阴蹻之脉者，亦始起于足跟中，沿循着内踝，向上行入于咽喉部，交会贯穿而过冲脉之循行位。阴蹻之为病，足部阳侧的一面为和缓，而阴侧的一面为紧急。

【原文之一百二十七】阳维阴维者。维络于身。溢畜不能环流灌溉诸经者也。故阳维起于诸阳会也。阴维起于诸阴交也。

【解读】阳维和阴维之两脉者，维系网络于身，满溢留蓄，而不能环绕周流灌溉于诸十二经脉中者也。故阳维脉起于诸阳之所会处也。阴维脉起于诸阴之所交处也。

【原文之一百二十八】阳维维于阳。阴维维于阴。阴阳不能自相维。则怅然失志。溶溶不能自收持。阳维为病苦寒热。阴维为病苦心痛。

【解读】阳维脉为维系于阳，阴维脉为维系于阴。阴阳二者不能自相维系之维持时，就会变为有病之生成，则见怅然而有失志之态，形体如坐水中波荡而不能自主收约把持。阳维之为有病者，多易作寒热，阴维之为有病时，则易发心痛。

【原文之一百二十九】手太阴之别。名曰列缺。起于腕上分间。并太阴之经。直入掌中。散入于鱼际。其病实则手锐掌热。虚则欠𤹂。小便遗数。取之去腕半寸。别走阳明也。手少阴之别。名曰通里。去腕一寸半。别而上行。循经入于心中。系舌本。属目系。其实则支膈。虚则不能言。取之掌后一寸。别走太阳也。手心主之别。名曰内关。去腕二寸。出于两筋之间。循经以上。系于心包络。心系实则心痛。虚则为头强。取之两筋间也。手太阳之别。名曰支正。上腕五寸。内注少阴。其别者。上走肘。络肩髃。实则节弛肘废。虚则生肬。小者如指痂疥。取之所别也。手阳明之别。名曰偏历。去腕三寸。别入太阴。其别者。上循臂。乘肩髃。上曲颊偏齿。其别者。入耳。合于宗脉。实则龋。聋。虚则齿寒痹膈。取之所别也。手少阳之别。名曰外关。去腕二寸。外遶臂。注胸中。合心主。病实则肘挛。虚则不收。取之所别也。足太阳之别。名曰飞扬。去踝七寸。别走少阴。实则鼽窒。头背痛。虚则鼽衄。取之所别也。足少阳之别。名曰光明。去踝五寸。别走厥阴。下络足跗。实则厥。虚则痿躄。坐不能起。取之所别也。足阳明之别。名曰丰隆。去踝八寸。别走太阴。其别者。循胫骨外廉。上络头项。合诸经之气。下络喉嗌。其病气逆则喉痹。瘁瘖。实则狂颠。虚则足不收。胫枯。取之所别也。足太阴之别。名曰公孙。去本节之后一寸。别走阳明。其别者。入络肠胃。厥气上逆则霍乱。实则肠中切痛。虚则鼓(即是鼓字)胀。取之所别也。足少阴之别。名曰大钟。当踝后绕跟。别走太阳。其别者。并经上走于心包下。外贯腰脊。其病气逆则烦闷。实则闭癃。虚则腰痛。取之所别也。足厥阴之别。名曰蠡沟。去内踝五寸。别走少阳。其别者。经胫上睾。结于茎。其病气逆则睾肿卒疝。实则挺长。虚则暴痒。取之所别也。任脉之别。名曰尾翳。下鸠尾。散于腹。实则腹皮痛。虚则痒搔。取之所别也。督脉之别。

名曰长强。挟膂上项。散头上。下当肩胛左右。别走太阳。入贯膂。实则脊强。虚则头重。高摇之。挟脊之有过者。取之所别也。脾之大络。名曰大包。出渊腋下三寸。布胸胁。实则身尽痛。虚则百节尽皆纵。此脉若罗络之血者。皆取之。脾之大络脉也。(【灵枢·经脉篇】)

【解读】手太阴经脉之别行络脉,"名曰列缺",始起于手腕上的分肉之间,并行于手太阴肺之经脉,直入走至掌中,散入于鱼际中。其病之发为实证者,则见手之锐角部与手掌的热;病之发为虚证者,则见打呵欠,小便次数的增多,取之列缺穴位,在去手腕后之半寸,由此别行走入手阳明之经脉也。手少阴经脉之别行络脉,"名曰通里",在去手腕后之上行一寸半处,别出而上行,沿循着手少阴经脉之入于心中,系于舌之根本,入属至于目系;其病发为实证,则见支满难忍是在胸膈之间也;病发于虚则见不能言语,取之通里穴位,在手掌后之一寸,由此别行走入手太阳之经脉也。手心主厥阴经脉之别行络脉,"名曰内关",在去手腕后之上行二寸处,别出行于两筋的中间,沿循着本经手厥阴心主之经脉上行,"系于心包络"。其心系之病发为实证者,则见心中作痛,病发于虚则为头作强,其治则取之于两筋间之内关穴位也。手太阳经脉之别行络脉,"名曰支正",在手掌后向上行至手腕五寸处,内注于手少阴经脉之别络,其别行者,向上走至肘部,连络肩髃穴位者;其病之发为实证者,则见骨节弛缓,肘废不用；病之发于虚者，则是生为肬（赘肉），小者如手指头大的皮肤之痂疥；其治则取之于本经脉所别行络脉的支正穴位也。手阳明经脉之别行络脉，“名曰偏历”，在去手腕后之上行三寸，别出走入手太阴经脉，其支别出者，向上沿循于臂，乘入于肩髃，向上行至曲颊偏齿根而络之；其别出者，入于耳中，合于宗脉；其病之发为实证，则见龋齿，耳聋；病发于虚者，则为牙齿寒冷，痹塞于膈间，其治则取之于本经脉所别行络脉的偏历穴位也。手少阳经脉之别行络脉，“名曰外关”，在去手腕后之上行二寸，向外绕行于臂部，然后上行注入胸中，并合与心主手厥阴心包络经脉；其病发为实证者，则为手肘弯拘挛；病发于虚者，则为弛缓不收，其治则取之于本经脉所别行络脉的外关穴位也。足太阳经脉之别行络脉，“名曰飞扬”，在去足外踝之上行七寸，别出行走至足少阴经脉，向下络至于足背；其病发为实证，则见鼻流涕水，鼻管窒塞，头背部位作痛；病发于虚者，则为鼻流涕水，鼻衄血；其治则取之于本经脉所别行络脉的飞扬穴位也。足少阳经脉之别行络脉，“名曰光明”，在去足外踝之上行五寸，别出行走去足厥阴经脉，向下络至于足背；其病发为实证，则见为厥冷，病发于虚者；则为“痿躄”症，只能坐但不能起立；其治则取之于本经脉所别行络脉的光明穴位也。足阳明经脉之别行络脉，“名曰丰隆”，在去足外踝之上行八寸，别出行走至足太阴经脉，其一支别之行者，沿循足胫骨之外缘，往上络于头项部，相会合至诸经脉之气，向下绕络于喉嗌；其病气上逆则为喉痹，声音嘶哑；其病发为实证，则见为狂颠症；病之发于虚者，则为足废不任收用，足胫部肌肉的枯萎；其治则取之于本经脉所别行络脉的丰隆穴位也。足太阴经脉之别行络脉，“名曰公孙”；在去足大趾本节之后一寸，别出行走至足阳明经脉，其支别者，行至腹中入络于肠胃；在病之厥气上逆时，则变生为霍乱病；其病之发为实证，则为肠中如刀切之作痛；病之发于虚者，则变为臌胀病；其治则取之于本经脉所别行络脉的公孙穴位也。足少阴经脉之别行络脉，“名曰大钟”；当在足内踝后绕足跟后再至足踝侧，别出行走于足太阳经脉；其一支别者，并行在足少阴本经经脉上，走之于心包络下，向外贯穿腰脊；其有病气之逆上者，则为心中作烦满闷；其病之变发为实证时，则见为闭癃症；若病之发于虚者，则会变为腰痛；其治则取之于本经脉所别行络脉的大钟穴位也。足厥阴经脉之别行络脉，“名曰蠡沟”；在去足内踝之上五寸处，别出行走至足少阳经脉；其支别者，经过足胫上至于睾丸部，留结于阴茎；其病气之逆上则见为睾丸之肿大，卒然之发为疝气病；其病之发为实证，则为阴茎变为挺长；若病之发于虚者，则为暴痒于阴部；其治则取之于本经脉所别行络脉的蠡沟穴位也。任脉之别行络脉，“名曰尾翳”；下行于鸠尾，散布于腹部；其病之发是为实证者，则见腹皮的作痛；若病之发于虚者，则为瘙痒搔抓；其治则取之于本经脉所别行络脉的尾翳穴位也。督脉之别行络脉，“名曰长强”；沿循脊背部上行至项部，散布在头上，往下行至当肩胛之左右处，别行出走至足太阳经脉，进入贯穿膂内；其病之发是为实证，则见腰脊之强而不利转侧与俯仰；若病之发于虚者，则为头中沉重，摇动而至之不休止，此为挟脊之有病所引起者；其治则取之于本经脉所别行络脉的长强穴位也。“脾之大络。名曰大包”，出于渊腋之下三寸处，布散于胸胁处；其病之发为实证，则是一身的尽痛；若病之发在于虚者，则为身体百节尽是弛纵；此脾者之这支络脉，若比见之罗纹样的显露，应是有血凝结之瘀阻象也，其治皆取以脾之大络脉位的大包穴也。

第六章　证因病机篇

【原文之一百三十】邪之所凑。其气必虚。(【素问·评热病论】)

【解读】当形体遭受邪气之所侵犯，在身体生病时，其正气必定是已虚。因此，正气虚而不足以抵御外邪，是为发生疾病的根本原因。

【原文之一百三十一】邪气盛则实。精气夺则虚。(【素问·通评虚实论】)

【解读】在疾病的发生过程中，邪气强盛，正气充沛，邪正相搏，所显示的证候则为实证。精气亏夺，病邪中犯，正不敌邪，其出现的证候则为属虚。

【原文之一百三十二】黄帝曰。有一脉生数十病者。或痛。或痈。或热。或寒。或痒。或痹。或不仁。变化无穷。其故何也。岐伯曰。此皆邪气之所生也。黄帝曰。余闻气者。有真气。有正气。有邪气。何谓真气。

岐伯曰。真气者。所受于天。与谷气并而充身也。正气者。正风也。从一方来。非实风。又非虚风也。邪气者。虚风之贼伤人也。其中人也深。不能自去。正风者。其中人也浅。合而自去。其气来柔弱。不能胜真气。故自去。(【灵枢·刺节真邪篇】)

【解读】黄帝曰：在同一经脉中，常有发生数十种之病症者，或是会作疼痛、或会患之为痈、或为之见发热、或为之有畏寒、或是会作发痒、或得之为痹证、或觉之为麻木不仁，所发生的疾病变化，真可谓之无穷无尽，其原故是为之何也。岐伯曰：此皆由邪气的犯人后所生之病也。黄帝曰：我闻听到有关于气者的说法，有真气，有正气，有邪气，那么，何谓之是真气。岐伯曰：真气者，乃禀受父母所赋给的先天之精气，并由后天的通过以肺之呼吸，接受其大自然中轻灵的清气之精华，且有与食物在胃中的腐熟，而所化生为水谷的精微之气，此二者的合并后，乃成为后天之气，从而去充养人的身体者之是也。正气者，名曰正风也，其正风也，即谓之为它是从与时令相符合的一方而来者也，所以它是为正常的六气，决不是时令之太过而来之者，也不是非其时而来之耶，乃知此“非实风。又非虚风也”。邪气者，乃非其时或过时的六气为淫者之是也，它会贼害伤犯于虚人的形体也，故是“邪气者。虚风之贼伤人也”；其邪气之犯中人体的部位也较深，一旦伤害于人体，邪气不可能会自动离去。正风者，其中犯于人体的部位也较浅，正风与人体一旦相结合，而有自动离去的可能性；可见，其正风之气的来势较为柔和软弱，盖此不能战胜人体的真气，故有能够可以自动离去之也。

【原文之一百三十三】帝曰。实者。何道从来。虚者。何道从去。虚实之要。愿闻其故。岐伯曰。夫阴与阳皆有俞会。阳注于阴。阴满之外。阴阳均平。以充其形。九候若一。命曰平人。夫邪之生也。或生于阴。或生于阳。其生于阳者。得之风雨寒暑。其生于阴者。得之饮食居处。阴阳喜怒。帝曰。风雨之伤人奈何。岐伯曰。风雨之伤人也。先客于皮肤。传入于孙脉。孙脉满则传入于络脉。络脉满则输于大经脉。血气与邪。并客于分腠之间，其脉坚大，故曰实。实者。外坚充满。不可按之。按之则痛。帝曰。寒湿之伤人。奈何。岐伯曰。寒湿之中人也。皮肤不收。肌肉坚紧。荣血泣。卫气去。故曰虚。虚者。聂辟气不足。按之则气足以温之。故快然而不痛。帝曰。善。阴之生实奈何。岐伯曰。喜怒不节。则阴气上逆。上逆则下虚。下虚则阳气走之。故曰实矣。帝曰。阴之生虚奈何。岐伯曰。喜则气下。悲则气消。消则脉虚空。因寒饮食。寒气熏满。则血泣气去。故曰虚矣。(【素问·调经论】)

【解读】黄帝曰：凡实证者，是何道(怎样)而生出来的。其虚证者，是何道(怎么)而被去除的。虚实变化之要点，愿闻听其中缘故。岐伯曰：夫阴经与阳经中，经脉气血的交换流通，皆由有腧穴融会相聚来完成。阳经中气血流注于阴经，阴经中气血充满溢之于在外的阳经，如此者，阴阳气血始得均调平衡，可以充养其形体的各部，形体得到气血的正常供养，九候脉象之表现，可与形体保持相一致，就是正常的人，“命曰平人”。夫邪气侵犯人体之生病也，或有生于阴的病因，或有生于阳的病因；其病有发生于阳者，是得之于风雨寒暑的侵犯；其病有发生于阴者，是得之于饮食居处的不宜，阴阳平衡的失调，喜怒无常的失控。黄帝曰：风雨邪气之伤人，是为如何之情形。岐伯曰：风雨邪气之伤害人体也，邪先客薄于皮肤，传入于孙脉，孙脉之邪气客满，则传入于络脉，络脉之邪满，则输入于大经脉；血气与邪气，一并客留于分肉腠理之间，切其之脉得坚实洪大，故名曰实证；实证者，在外之病候表现是坚实充满状，皮肤不可触按之也，按之则会发生疼痛。黄帝曰：寒湿之邪伤害人体的情形，是为如何之状。岐伯曰：寒湿之邪犯中人体也，使皮肤不能收紧，肌肉坚紧削瘦，营血凝泣而涩滞不畅，卫气被消耗而散去，故曰虚证；虚证者，在外是卫虚而气的不足，则见皮肤松弛有皱纹，若在其虚气之位，以手按压下去者，则会觉得气足充满，且感之为温暖，故快然舒服而不再有疼痛也。黄帝曰：说得好。阴分之发生实证者，是如何之样也。岐伯曰：喜怒情绪不加控制调节，则阴气向上逆行，阴气上逆则令下部阴气空虚，下部阴气之虚不足者，则为阳之有余，阳气亦会随着逆走于上，阴阳失衡，故曰实证矣。黄帝曰：阴分之发生虚证，是为如何之样。岐伯曰：持有过度恐惧的情志心绪者，则易致气之下陷（原文“喜”字之理解，应是过度、太过、经常的意思，在“喜”字后，还须添一个“恐”字）。悲伤则易致气消耗，气消则易使血脉变为虚空。因为时常的习惯于寒饮食冷，就使体内寒气充斥薰满，则致血脉的凝泣，使气机被耗散而去之也，故曰为之虚矣。

【原文之一百三十四】阳虚则外寒。阴虚则内热。阳盛则外热。阴盛则内寒。（【素问·调经论】）

【解读】阴阳之间的或虚或盛，皆可令人致生疾病。其阳气虚者，可为外不温煦形体，则于外感寒冷。然阴分虚者，乃相对于阳的有偏盛胜，则于内之觉蒸热。阳盛于外，则在外会感热，阴盛于内，则在内之会觉寒。

【原文之一百三十五】风胜则动。热胜则肿。燥胜则干。寒胜则浮。湿胜则濡泻。（【素问·阴阳应象大论】）

【解读】风气之盛胜太过，则会化之为风动，身体的头部生变为见摇动，或以四肢振颤的抖动之也。热气的盛胜太过，是会化之为火，火过之处则见赤肿。燥气之盛胜太过，就会伤之于阴，则使口中干而舌根燥。寒气之盛胜太过，盖以气血流通的失其行常，则使人所生之病会见虚浮。湿气的盛胜太过，盖其脾气之运化不及，则使人变生为濡泻之病。

【原文之一百三十六】余知百病生于气也。怒则气上。喜则气缓。悲则气消。恐则气下。寒则气收。炅则气泄。惊则气乱。劳则气耗。思则气结。(【素问·举痛论】)

【解读】余知众多疾病所以会生成，皆生于气机的失调者之也。当遇到情志心绪的愤怒，则使气机会逆上。故保持情志的喜乐，则使气机会变得舒缓。遇悲伤之太过者，则使志气会消沉。常受情绪的恐惧，则使志气会下落。逢寒冷会引发腠理闭合，则使气机引起收敛。在天气的炎热时，就使腠理变为疏松，则气机会外泄。在遭受惊吓之后，则气机之变为紊乱。当劳动受累过度时，则气机遭受到耗散。由思虑之过度者，则会导致气机的郁结也。

【原文之一百三十七】黄帝问曰。厥之寒热者。何也。岐伯对曰。阳气衰于下则为寒厥。阴气衰于下则为热厥。(【素问·厥论】)

【解读】黄帝问曰：厥证之病因，有寒有热者，其病机是如何之也？岐伯对曰：阳气之衰微于下，阴寒的过盛，乃致手足之发冷者，“则为寒厥”。阴气之衰微于下，阳热的过盛，导致手足之发冷者，“则为热厥”。

【原文之一百三十八】阳气者。烦劳则张。精绝。辟积于夏。使人煎厥。目盲不可以视。耳闭不可以听。溃溃乎若坏都。汩汩乎不可止。（【素问·生气通天论】）

【解读】身体的阳气者，遇到烦劳多事时，则容易向外亢盛而越出张散；精气消散耗绝，反复不断的积累于夏天时，就会使人的身体，失去适应炎热气候的能力，故有“使人煎厥”的突发之也。煎厥的证候，是为眼目昏花盲无所见，而不可以视物见清晰；两耳闷闭，不可以听到声音而失聪慧，似水势之溃溃乎，若从损坏的堤防中流出，其汩汩乎者之奔动势，是为连续而不可遏止者之也。

【原文之一百三十九】阳气者。大怒则形气绝而血菀于上。使人薄厥。（【素问·生气通天论】）

【解读】阳气者，由大怒变成为气逆乱，则使人形体经络五藏之气，其间的相互连接关系，皆为受到阻碍隔绝，而使血郁结而积滞不通，最终变为升逆于上，则“使人薄厥”之至也。

【原文之一百四十】血之与气。并走于上。则为大厥。厥则暴死。气复反则生。不反则死。（【素问·调经论】）

【解读】血之与气的偏胜，并走于上部，则发“为大厥”。其大厥者，使人猝然昏倒，不省人事，则如暴死一样也。上逆之血气复回反者，则生还之望可有也；上逆之血气不得回反者，则病情危重，以至于会死矣。

【原文之一百四十一】凡病伤寒而成温者。先夏至日者。为病温。后夏至日者。为病暑。暑当与汗皆出。勿止。（【素问·热论】）

【解读】经谓“今夫热病者，皆伤寒之类也。”的所指，有中风、伤寒、温病……等者，此伤寒为广义者也。故病伤寒而成温病者，先于夏至日前的发病者，名之“为病温”也；后于夏至日者的发病也，名之“为病暑”也。暑病者，“当与汗皆出”，此意为暑邪的治法，当使与汗随同皆出之也，故以为暑病之汗出者，勿当止之也。

【原文之一百四十二】因于寒。欲如运枢。起居如惊。神气乃浮。因于暑汗。烦则喘喝。静则多言。体若燔炭。汗出而散。因于湿。首如裹。湿热不攘。大筋软短。小筋弛长。緛短为拘。弛长为痿。因于气为肿。四维相代。阳气乃竭。（【素问·生气通天论】）

【解读】因于有寒邪的入犯形体，故阳气者，其状欲如门户运枢的开阖般那样，而为之奋起抵抗，祛散抵御其寒邪。倘若有起居的不慎，情绪之如受到惊扰，则使神气的不内守,乃浮之于外。因受于暑热的煎迫,乃有汗出的太多,而使津液为之向外泄出,故为之心中作烦躁,则使人的气为喘逆和声嘶,安静时则为多言。身体若燔灼似炭火般的烫手,在得到汗出之后,而其热就会散发,故立至为身凉矣。因于湿邪的逗滞,头首沉重,如有物缠绕而包裹在头上之状也。湿与热的相抟久不攘去,则会伤害大筋,出现大筋软短为拘挛紧急状;湿热停留,小筋受邪为弛长,发为痿废不用之态;故以"软短为拘。弛长为痿"者之也。气为阳,因于阳气变为有病,故发为肿胀不消退,其肿胀的发生情形,常以四肢的彼此替代而有相互变更之也,此是阳气乃变为耗竭之故也。

【原文之一百四十三】春伤于风。邪气留连。乃为洞泄。夏伤于暑。秋为痎疟。秋伤于湿。上逆而咳。发为痿厥。冬伤于寒。春必病温。四时之气。更伤五藏。(【素问·生气通天论】)

【解读】春令主风,春天之伤于风,其邪气的留连不去,乃病变之为洞泄。夏季的火热为之暑,夏天之伤于暑者,至秋天之病,乃生为痎疟。秋天之伤于湿邪,引发之为肺气上逆,而会生出咳病,再发之病为痿厥。冬天之伤于寒,邪气的留恋,在体内闭遏之长久者,则会化之以为热,至春必发为病温者之是也。可见,四时之主气虽必相异,然其平则能助人,过则会加害于人;更以邪之伤害其人体的五藏者，所显示的证侯，亦不会是尽然之相同者也。

【原文之一百四十四】黄帝问曰。今夫热病者。皆伤寒之类也。或愈或死。其死皆以六七日之间。其愈皆以十日以上者。何也。不知其解。愿闻其故。岐伯对曰。巨阳者。诸阳之属也。其脉连于风府。故为诸阳主气也。人之伤于寒也。则为病热。热虽甚不死。其两感于寒而病者。必不免于死。帝曰。愿闻其状。岐伯曰。伤寒一日。巨阳受之。故头项痛。腰脊强。二日阳明受之。阳明主肉。其脉挟鼻络于目。故身热目疼而鼻干。不得卧也。三日少阳受之。少阳主胆。其脉循胁络于耳。故胸胁痛而耳聋。三阳经络皆受其病。而未入于藏者。故可汗而已。四日太阴受之。太阴脉布胃中络于嗌。故腹满而嗌干。五日少阴受之。少阴脉贯肾络于肺。系舌本。故口燥舌干而渴。六日厥阴受之。厥阴脉循阴器而络于肝。故烦满而囊缩。三阴三阳。五藏六府皆受病。荣卫不行。五藏不通。则死矣。(【素问・热论】)

【解读】黄帝问曰：今夫热病之所生者，皆归于伤寒之类的病也，或有痊愈，或有死亡，其死亡者，皆以在病后的六七日之间；其治愈者，皆以需有十日之以上者，此为何之道理也，我真不知应该怎样去解说，愿闻听其中的原故。岐伯对曰：巨阳者，乃是太阳经脉，诸阳经的统领之属也，其经脉上连于风府穴，故太阳为诸阳经的主气也。人之伤于寒邪的犯袭也，则为之病发热，热势虽高且剧甚，却不会致之于死；其互为表里的阴阳两经，有同感于寒邪而为之病者，此为表里之同病也，故以“其两感于寒而病者。必不免于死”也。黄帝曰：我愿闻听其病状是为何也。岐伯曰：伤寒受病始一日，太阳膀胱经脉受之其邪，故见头项作痛，腰脊作强不舒适。待至二日为传入阳明经脉受之其邪，阳明主肌肉，其经脉挟鼻络于目，故有身体的发热，目睛疼而鼻孔干燥，乃不能得于安卧也。及至三日，则为少阳受之其邪，少阳主胆，其经脉循行于两胁，上络于耳，故有胸胁作痛而耳聋的证候。三阳经络皆受其邪为病，而邪未入内传于五藏者，故可用以汗法为发散取汗，使邪退却而病为愈已。病至四日为太阴受邪，太阴脾脉散布在胃中，上络于咽嗌，故腹中胀满而咽嗌发干。病至五日则少阴受之其邪，少阴肾脉贯入肾藏而络于肺，上系于舌根，故有口燥舌干而为口中作渴。病至六日是厥阴受之其邪，厥阴肝脉循绕阴器而络于肝，故有心中烦满而肾囊收缩。此为三阴经和三阳经，以及五藏六府皆受之其邪为病，是以营卫的不行，五藏六府的不得通达，盖其功能皆失常，则必为死矣。

【原文之一百四十五】风之伤人也。或为寒热。或为热中。或为寒中。或为疠风。或为偏枯。或为风也。其病各异。其名不同。或内至五藏六府。不知其解。愿闻其说。岐伯对曰。风气藏于皮肤之间。内不得通。外不得泄。风者。善行而数变。腠理开则洒然寒。闭则热而闷。其寒也。则衰食饮。其热也。则消肌肉。故使人怢栗而不能食。名曰寒热。风气与阳明入胃。循脉而上至目内眦。其人肥。则风气不得外泄。则为热中而目黄。人瘦则泄而寒。则为寒中而泣出。风气与太阳俱入。行诸脉俞。散于分肉之间。与卫气相干。其道不利。故使肌肉愤䐜而有疡。卫气有所凝而不行。故其肉有不仁也。疠者。有荣气热胕。其气不清。故使其鼻柱坏而色败。皮肤疡溃。风寒客于脉而不去。名曰疠风。或名曰寒热。(【素问·风论】)

【解读】风邪之伤害其人形体也,“或为寒热”,“或为热中”,“或为寒中”,“或为疠风”,“或为偏枯”,“或为风”也,其病候为之各异,其病名也不相同,或内侵至入五藏六府,真不知其作如何之解释,愿闻听其中的详说。岐伯对曰:风变为邪气之犯于形体,藏在于皮肤之间,使体内的经络不得相通,在外表的皮毛腠理不得开泄;风之性者,善于快行流动而会出现多端的变化,腠理疏开则有洒淅然之觉寒冷,当腠理处于紧闭时,则感体内热气难向外泄,而有心烦胸中闷;待其受之寒冷也,则使人衰减食饮;当其内发之有热也,则消削肌肉而体变瘦弱;故使人不自主的颤栗而不能进食谷,如此之者,其“名曰寒热”。风变为邪气与传至阳明入胃部，循着经脉而上犯至目内眦，其人身形肥胖者，则风邪之气不能得到外泄，停留在体内则风化为热中，而目睛被染之为发黄色。其人形体瘦削者，则阳气外泄而感觉寒冷，如此者“则为寒中”而目中流出泪水。风变为邪气与太阳经脉俱入侵犯人体，循行诸经脉的俞穴，散布“于分肉之间”，且与卫气相干合，其经脉通道受阻不利通，故使肌肉会变为高突肿胀，而有疮疡之生出。其卫气之行有所凝结，而使营气不得通行，故其肌肉发为有所麻木不仁也。疠风者，风邪入侵乃犯于经脉，有荣气的发热腐坏，其气变化为悍烈混浊不清，故使其鼻柱骨受到损坏，而面部容色衰败，皮肤生出疮疡溃烂，风寒久客羁停于经脉间而不去除，“名曰疠风”；此病先有起始自寒热，所以“或名曰寒热”病也。

【原文之一百四十六】肺热叶焦。则皮毛虚弱。急薄。著则生痿躄也。心气热。则下脉厥而上。上则下脉虚。虚则生脉痿。枢折挈。胫纵而不任地也。肝气热。则胆泄口苦。筋膜干。筋膜干则筋急而挛。发为筋痿。脾气热。则胃干而渴。肌肉不仁。发为肉痿。肾气热。则腰脊不举。骨枯而髓减。发为骨痿。(【素问·痿论】)

【解读】当五藏之气有热时，则与其五藏相关的所主者，亦必会使其受累而及至为病也。肺主皮毛，肺中之气有热，肺叶被热灼伤而变为焦枯，津液受损而不得为输布，则使皮毛变为虚弱而干燥，紧急薄弱，长久著极，则生成为痿躄之证也。心主血，心气有热，则下部经脉中的血液逆行而向上，向上则使下部经脉中的血液减少是为变亏虚，虚则生为脉痿病，其状似门枢被折断，足胫变得弛纵软弱，而不能任着踏地之行走也。肝胆互为表里，盖以肝气之有热，因其热则使胆汁会外泄，而生变为口苦证候；肝主筋而筋膜干枯，由筋膜干枯则变为筋紧急而成拘挛，最终发为筋痿病证。脾胃互为表里，盖以脾气有热，胃中津液受损，则胃中干而口中渴；脾主肌肉则“肌肉不仁”，乃“发为肉痿”病。腰为肾之外府，盖以肾气有热，则腰脊不便举动，俯仰转侧皆受到限止，热气薰蒸变为骨枯而髓减少，故“发为骨痿”之病也。

【原文之一百四十七】风寒湿三气杂至。合而为痹也。其风气胜者为行痹。寒气胜者为痛痹。湿气胜者为著痹也。(【素问·痹论】)

【解读】风寒湿三邪之气夹杂相至而为病者，其邪与形体之相合，则使人的血气之行不得畅顺，而发为痹证之病也。其风之多而邪气的盛胜者，乃病之发以游走无定的酸楚为主，故名为行痹病也。寒之多而邪气盛胜者，则病之发以疼痛为主，名为痛痹之病也。湿之多而邪气盛胜者，乃病之发以肌肉酸痛，且为身体的沉重，其邪留着而不去者，则名“为著痹”病也。

【原文之一百四十八】卧出而风吹之。血凝于肤者为痹。凝于脉者为泣。凝于足者为厥。此三者。血行而不得反其空。故为痹厥也。(【素问·五藏生成篇】)

【解读】人在卧床睡觉的时候,其形体生理的自然过程,是处在外出的阳气渐入里阴之中,故以为腠理疏松毛窍开通,此时而适逢风吹之有邪气入犯,则以血行凝泣于皮肤者也,遂变生为痹病。风气侵犯凝滞于脉道中留着者,乃变之为泣也。风气犯中致血行凝滞为不流畅,在于足部者,乃引起足部的极寒冷是为厥。集此三者之症情,是以血之循行于经脉受阻而不得行,乃反见其经脉的血气空虚,故发为痹厥的病症也。

【原文之一百四十九】有伤于筋。纵。其若不容。汗出偏沮。使人偏枯。汗出见湿。乃生痤疿。高梁之变。足生大丁。受如持虚。劳汗当风。寒薄为皶。郁乃痤。(【素问·生气通天论】)

【解读】如有伤损于筋,使筋弛缓不收,谓之"纵"。其若有肢体动作如意的不容易自主,有汗出偏于身体的半侧,另一半却无汗出,此偏沮者,则会使人生成偏枯病。在汗出后,见有遭受湿邪的侵犯,血气失流畅而脉道不通顺,乃生出痤疿,即小疖子和汗疹。经常去吃肥美膏滋的食物,其后所发生之变化结果,乃足以使人生成疡毒疔疮痈疽类之大病,其受病的过程,如持空虚容器去接受物体那么容易。劳动后汗出，在当风处被风吹，风寒相并客薄于皮毛变为皶，皶是为粉刺。郁久不去，乃生痤，痤是为小疖子。

【原文之一百五十】黄帝问曰。肺之令人咳何也。岐伯对曰。五藏六府。皆令人咳。非独肺也。帝曰。愿闻其状。岐伯曰。皮毛者。肺之合也。皮毛先受邪气。邪气以从其合也。其寒饮食入胃。从肺脉上至于肺。则肺寒。肺寒则内外合邪。因而客之。则为肺咳。五藏各以其时受病。非其时。各传以与之。人与天地相参。故五藏各以治时。感于寒则受病。微则为咳。甚者为泄为痛。乘秋则肺先受邪。乘春则肝先受之。乘夏则心先受之。乘至阴则脾先受之。乘冬则肾先受之。(【素问·咳论】)

【解读】黄帝问曰：肺部之有病，令人至咳是何道理也。岐伯对曰：五藏六府有病邪，皆可令人作咳，非独肺会引起咳也。帝曰：我愿闻听你讲其咳之病状。岐伯曰：五藏六府引起之咳也，盖皮毛者，是肺与之相合有密切联系也。皮毛先受邪气侵犯，邪气不退却，可以从皮毛传入于与其相合之肺也。其寒冷饮食进入胃中，寒从肺脉循上达至于肺，则肺受寒，此肺寒则为内外相合有邪，因而留在肺中客薄之不去，则变为肺咳病。五藏之病咳者，是五藏各以其在所主之时令，因受邪而变生为咳病。非在其时令而病咳者，分别是由各在其时令所主之邪而传变，以至于与肺之相合，而变为之咳病。人与天地相参合，故五藏之咳者，盖在各以其所主的时令，失却于恰当的治理，以及与时令之和合，更感之于寒邪，则受之其变而为之病也，故以病情轻微则发为咳病；其寒之甚者，是为传入大肠受病，则变为泄泻或为腹痛。邪乘在秋天时，则“肺先受邪”而变为病。邪乘在春天时，则“肝先受之”邪而变为病。邪乘在夏天时，则“心先受之”邪而变为病。邪乘在长夏土旺时，乃犯于“至阴则脾先受之”邪而变为病。邪乘在冬天时，则“肾先受之”邪而变为病。

【原文之一百五十一】帝曰。何以异之。岐伯曰。肺咳之状。咳而喘息有音。甚则唾血。心咳之状。咳则心痛。喉中介介如梗状。甚则咽肿喉痹。肝咳之状。咳则两胁下痛。甚则不可以转。转则两胠下满。脾咳之状。咳则右胁下痛。阴阴引肩背。甚则不可以动。动则咳剧。肾咳之状。咳则腰背相引而痛。甚则咳涎。帝曰。六府之咳奈何。安所受病。岐伯曰。五藏之久咳。乃移于六府。脾咳不已。则胃受之。胃咳之状。咳而呕。呕甚则长虫出。肝咳不已。则胆受之。胆咳之状。咳呕胆汁。肺咳不已。则大肠受之。大肠咳状。咳而遗失。心咳不已。则小肠受之。小肠咳状。咳而失气。气与咳俱失。肾咳不已。则膀胱受之。膀胱咳状。咳而遗溺。久咳不已。则三焦受之。三焦咳状。咳而腹满。不欲食

饮。此皆聚于胃。关于肺。使人多涕唾。而面浮肿气逆也。(【素问·咳论】)

【解读】黄帝曰：五藏六府之咳状，何以辨异之也。岐伯曰：肺咳之症状，咳而喘促，呼吸时的气息，有声音之发出，甚则痰唾中带血。心咳之症状，咳之则心中作痛，“喉中介介如梗状”，甚则至生咽肿喉痹。肝咳之症状，咳则两胁下作痛，甚则疼痛之至作，是为不可以转动身体，转动时则引起两胠下胀满。脾咳之症状，咳则引起右胁下作痛，阴阴之引痛至肩背受牵连，甚则身不可以作动，动则咳剧烈。肾咳之症状，咳时则腰背相互受牵引而作痛，甚则咳吐出涎沫。黄帝曰：六府之咳是如何，此安于何之所受引起咳病。岐伯曰：五藏之久咳不已，乃移至于六府。脾咳之不已，则胃受之为病，胃咳之症状，咳而作呕，呕至剧甚时，则有蛔虫之呕出。盖以肝胆互为表里，故肝咳之不已，则胆受之而变为病，胆咳之症状，咳时会呕出胆汁。盖以肺与大肠相表里，故肺咳之不已，则大肠受之而变为病，大肠咳之症状，咳时则有不能自主控制的大便排出为遗失。盖以心与小肠相表里，故心咳之不已，则小肠受之为病，小肠咳之症状，“咳而失气”，咳时会有失气与咳之俱失去控制。盖以肾与膀胱相表里，故肾咳之不已，则膀胱受之为病，膀胱咳之症状，咳时而有小便之不受控制，乃会自流出之也。三焦包括上焦、中焦和下焦，三焦是为孤府，久咳不愈，则三焦受之为病，三焦咳之症状，咳而腹中胀满，不欲食饮吃东西。观此三焦咳之症状，看起来皆聚于胃，而其实却关乎于肺，使人多流鼻涕和口中多唾液，咳久则三焦水道疏利失常，故而出现头面的浮肿，气喘上逆诸证候为显然之也。

【原文之一百五十二】帝曰。愿闻胀形。岐伯曰。夫心胀者。烦心短气。卧不安。肺胀者。虚满而喘咳。肝胀者。胁下满而痛引小腹。脾胀者。善哕。四肢烦悗。体重。不能胜衣。卧不安。肾胀者。腹满引背。央央然腰髀痛。六府胀。胃胀者。腹满。胃脘痛。鼻闻焦臭。妨于食。大便难。大肠胀者。腹鸣而痛濯濯(zhuσ zhuσ　形容山上光秃秃无树木)。冬日重感于寒。则飧泄不化。小肠胀者。少腹䐜胀。引腰而痛。膀胱胀者。小腹满而气癃。三焦胀者。气满于皮肤中。轻轻然而不坚。胆胀者。胁下痛胀。口中苦。善太息。(【灵枢·胀论】)

【解读】黄帝曰：我愿听你说，五藏六府胀病的形证为何也。岐伯曰：夫心胀者，则烦心短气，夜卧时寐不得安定。其肺胀者，常见以胸中空虚满闷而气喘咳嗽。胁为肝之分野，故肝胀者，乃为胁下胀满而作痛引及小腹。脾胀者，时常易作呃逆，盖以脾主四肢，脾湿困阻，是以四肢扰动而烦冤郁闷不畅，盖以身体沉重滞着，乃不能胜任穿衣的动作，故连衣也不将它穿上去，更于夜卧时为寐不安。肾胀者，腹部胀满引背之不舒服，央央然觉腰髀作痛困苦状。其六府的作胀表现，有胃胀者，腹中胀满，胃脘作痛，鼻管闻及焦糊异臭气味，妨于进食，大便艰困难解。大肠胀者，惟觉其肠中之有声呜响而痛感是全然之没有也，在冬天重感受于寒邪，则生飧泄而完谷不化。小肠胀者，在少腹部位的腹胀，乃引及腰部而作痛。膀胱胀者，小腹胀满而气癃闭，是为膀胱气化失司也。三焦胀者，其气充满于皮肤中，轻轻然以手按皮肤而不觉坚满感，似按气球表面之浮而无绷紧不充实状。胆胀者，在胁下作痛胀满，口中作苦，时常之易作太息也。

【原文之一百五十三】黄帝问曰。夫痎疟皆生于风。其蓄作有时者。何也。岐伯对曰。疟之始发也。先起于毫毛。伸欠乃作。寒栗鼓颔。腰脊俱痛。寒去则内外皆热。头痛如破。渴欲冷饮。帝曰。何气使然。愿闻其道。岐伯曰。阴阳上下交争。虚实更作。阴阳相移也。阳并于阴。则阴实而阳虚。阳明虚。则寒栗鼓颔也。巨阳虚。则腰背头项痛。三阳俱虚。则阴气胜。阴气胜。则骨寒而痛。寒生于内。故中外皆寒。阳盛则外热。阴虚则内热。外内皆热。则喘而咳。故欲饮冷也。此皆得之夏伤于暑。热气盛藏于皮肤之内。肠胃之外。此营气之所舍也。此令人汗空疏。腠理开。因得秋气。汗出遇风。及得之以浴。水气舍于皮肤之内。与卫气并居。卫气者。昼行于阳。夜行于阴。此气得阳而外出。得阴而内薄。内外相薄。是以日作。帝曰。其间日而作者何也。岐伯曰。其气之舍深。内薄于阴。阳气独发。阴邪内著。阴与阳争不得出。是以间日而作也。(【素问·疟论】)

【解读】黄帝问曰：夫痎疟的病因，皆生于受风邪之起作也，其发作有时间固定的特点者，是为何道理也。岐伯对曰：疟病之开始发生也，先起于毫毛竖起，后接着伸欠打呵气，乃为连续不断的发作，更见身体寒冷颤栗发抖，牙关咬紧而鼓起颔，腰脊部俱作痛。寒势退去则身内外皆发热，热势上犯，则觉头痛剧烈如破裂，口中作渴欲以冷水进饮。黄帝曰：是何邪气使此寒热发作引起然，愿闻听其中的道理。岐伯曰：身体之阴阳上下相互交结争斗，出现虚实的更替互作，遂变为阴阳发生相互转移的结果也；邪气从阳分并走入于阴分，则阴气凝实而阳气空虚；阳明经气虚，则觉寒冷颤栗咬紧牙关而鼓起两颔也。太阳者是为巨阳，巨阳经气虚，则出现腰背头项疼痛；太阳、阳明、少阳之三阳经脉气俱虚，则阴气盛胜，阴气之更胜，则出现骨节寒冷而作痛；寒生于内，故内外皆感寒冷；阳气盛胜则显外热，阴气虚则生内热，内外皆热，热气熏蒸肺气，则见喘气而作咳，故欲喜饮冷水也。此皆得之于夏伤于暑，其热气过盛藏匿于皮肤之内，肠胃之外；此邪气的留在于营气之所居舍处，使营气不能自主之也；由此暑热的内犯，则令人的汗孔疏松，腠理开泄，因得秋气之邪，处在汗出时的遭遇于风，及得之以洗浴时受水气的侵袭，其水气停留着舍于皮肤之内，且与卫气并居存在。卫气者，在白昼运行于阳分，故邪气会随同卫阳之气的外出而在阳；值夜暮之来临时，在卫的阳气就会入里而运行阴分，则邪气由表入里而内停于里阴；此以邪气分别在得阳时而外出，在得阴时而内薄，每天都随同阳气之入内外出，是以形成每日一次寒冷发热的交替发作。黄帝曰：其疟病间日而发作者，是何原因也。岐伯曰：其邪气之内停较深，客内留薄于阴时，是以阳气的独自发出行动，阴邪不及随阳气共出，仍然在内停滞留著，故以阴邪不共与阳气，从里朝着卫阳方向相争奔然，此邪不得外出的情形，是以疟病成为间日而发作之由来也。

【原文之一百五十四】卒然多食饮。则肠满。起居不节。用力过度。则络脉伤。阳络伤则血外溢。血外溢则衄血。阴络伤则血内溢。血内溢则后血。肠胃之络伤。则血溢于肠外。肠外有寒。汁沫与血相抟。则并合凝聚不得散。而积成矣。(【灵枢·百病始生篇】)

【解读】当人在卒然吃进过多的谷食水饮时，则为肠中被食物充填饱满。生活起居如不加以节制，用力过度，则会使络脉之受伤害。阳络受伤，则使血出而向外流溢然，血之外溢，则发为衄血。阴络受伤，则使血从内流溢出矣，血从内溢之流出者，则使血随大便同出而为后血。肠胃之脉络受伤，则令血溢出于肠外，在肠外有寒邪的逗留，其水液汁沫与溢出之血相抟共并，则并合凝聚而成为不得分散流动之也，由是而堆积之病乃生成矣。

【原文之一百五十五】帝曰。脾病而四肢不用。何也。岐伯曰。四肢皆禀气于胃。而不得至经。必因于脾。乃得禀也。今脾病不能为胃行其津液。四肢不得禀水谷气。气日以衰。脉道不利。筋骨肌肉。皆无气以生。故不用焉。(【素问·太阴阳明论】)

【解读】黄帝曰：盖以脾病而生为四肢不能保持正常功用者，此是为何之原因也。岐伯曰：四肢皆禀精气于胃中的精微，始可保持其功能的正常，而胃中的精微乃不得直输至于经脉，必因于脾气的输展散布作用，四肢乃得禀受精气的供养之也。今脾有病不能为胃行其津液输布，四肢不得禀受到水谷精微之气的滋养，故精气之日渐致以为衰微，是以脉道之不通利，筋骨肌肉，皆无受到精气濡润而以为之生养，故四肢逐渐失却功能，终以为废之不用焉。

【原文之一百五十六】二阳之病发心脾。有不得隐曲。女子不月。其传为风消。其传为息贲者。死不治。(【素问·阴阳别论】)

【解读】足阳明胃之有病，始发于心脾，妇人如有不得启齿的隐私曲衷，女子的月经失调或闭止，诸长久的郁结不得其解，其形体的日渐消瘦则传为风消，其咳嗽时伴有气息的上逆，则传为息贲者；于其病之至此者，是已为之死或不治也。

【原文之一百五十七】帝曰。人生而有病癫疾者。病名曰何。安所得之。岐伯曰。病名为胎病。此得之在母腹中时。其母有所大惊。气上而不下。精气并居。故令子发为癫疾矣。(【素问·奇病论】)

【解读】黄帝说：人一生下来而就有病为癫痫之疾者，其病的名曰为之何也，此为从安所得之病。岐伯曰：病名谓为胎病。此病得之胎儿在母亲腹中时，其母亲有所受到大惊，乃致气机的上逆而不得顺下，精气与逆气之相并而居留不去，故令胎儿在母体中的生长发育受到影响，使孩子出生后，就发为癫疾之病矣。

【原文之一百五十八】血脉营卫。周流不休。上应星宿。下应经数。寒邪客于经络之中，则血泣。血泣则不通。不通则卫气归之。不得复反。故痈肿。寒气化为热。热胜则腐肉。肉腐则为脓。脓不泻则烂筋。筋烂则伤骨。骨伤则髓消。不当骨空。不得泄泻。血枯空虚。则筋骨肌肉不相荣。经脉败漏。薰于五藏。藏伤故死矣。(【灵枢·痈疽篇】)

【解读】人体的血脉营卫之气，周流全身运行不休，在上为相应于星宿，在下乃相应于经纬度数。寒邪入犯客薄于经络之中，则使血行凝泣，血行凝泣则为血脉涩滞不通，其不通则卫气循行职司归之以失常，人体血气聚滞“不得复反”为正常，故成为痈肿之疾苦。其寒气化之为热，热势盛胜则腐败肌肉，肉之腐烂则化为脓，脓液不得泻出则为危及之至烂筋，筋烂则可伤至于骨，骨伤则使骨髓消减，消减不止当为骨中空虚。故毒邪不得泄泻，血气干枯，乃至之为空虚的地步者，则筋骨肌肉不相得到滋荣，经脉败坏溃漏脓液，终使毒气薰蒸于五藏，五藏乃受之于伤害者，故其人为之死去矣。

【原文之一百五十九】黄帝曰。夫子言痈疽。何以别之。岐伯曰：营卫稽留于经脉之中。则血泣而不行。不行则卫气从之而不通。壅遏而不得行。故热。大热不止。热胜则肉腐。肉腐则为脓。然不能陷。骨髓不为焦枯。五藏不为伤。故名曰痈。黄帝曰。何为疽。岐伯曰。热气淳盛。下陷肌肤。筋髓枯。内连五藏。血气竭。当其痈下。筋骨良肉皆无余。故命曰疽。疽者。上之皮夭以坚。上如牛领之皮。痈者。其皮上薄以泽。此其候也。(【灵枢·痈疽篇】)

【解读】黄帝曰：听你所言之痈疽皆属为外证，其外表相似，然何以区别之。岐伯曰：营卫之气稽留于经脉之中，则使血凝泣而不运行，血不行动者，则卫气不随从之而为不通畅，壅滞闭遏而不得通行，故发之为热，其炽盛之大热不休止，是以热势盛胜则肌肉腐败，肉腐则化为脓液，然以脓液不能内陷，毒邪也不会内陷消耗骨髓，故骨髓不变为焦枯，而五藏也不为之受伤害，故名曰痈。黄帝曰：何谓之为疽。岐伯曰：其热气炽盛，随着下陷之至肌肤，使筋髓被变为干枯空虚，向内连及五藏受害，乃使血气枯竭，故当以为疽毒热邪较其之痈者，更为向下深入，使筋骨肌肉者，皆是以为无余可得免受之也，如此然者，"故命曰疽"。疽者，皮肤上之皮色夭以坚者，是以皮色干枯晦暗无泽见以粗糙坚挺，其见皮上似如牛的项领之皮为然者也。其以痈在外的所显见然者，是为其皮上之肤变以为薄也，故可以有皮色的润泽光亮者，此之所述，则为以其痈和疽的证候区别也。

【原文之一百六十】五气所病。心为噫。肺为咳。肝为语。脾为吞。肾为欠。为嚏。胃为气逆。为哕。为恐。大肠。小肠。为泄。下焦溢为水。膀胱不利为癃。不约为遗溺。胆为怒。是为五病。（【素问·宣明五气篇】）

【解读】五藏之气所病，是会各有不相同。心之有病是为噫气。肺之有病是为咳。肝之有病是为多语。脾之有病是为吞。肾之有病是为呵欠，为喷嚏。胃之有病是为有气的逆上，为干哕，为恐感。大肠、小肠之有病，是为泄泻。下焦之有病是为水，水气泛溢见之为水肿病。膀胱之有病，水液不利是为癃；膀胱之有病，水液不约是为遗溺。胆之有病，是为容易发怒。故以上之所述，皆是为五藏六府之气有病，于是其五藏病气的证候，就会有所表现出之矣。

【原文之一百六十一】五藏所恶。心恶热。肺恶寒。肝恶风。脾恶湿。肾恶燥。是谓五恶。（【素问·宣明五气篇】）

【解读】五藏各有其所恶之气。心为之厌恶热；肺为之厌恶寒；肝为之厌恶风；脾为之厌恶湿；肾为之厌恶燥。故此言之“五藏所恶”者，亦就“是谓五恶”之也。

【原文之一百六十二】诸风掉眩。皆属于肝。诸寒收引。皆属于肾。诸气膹郁。皆属于肺。诸湿肿满。皆属于脾。诸热瞀瘛。皆属于火。诸痛痒疮。皆属于心。诸厥固泄。皆属于下。诸痿喘呕。皆属于上。诸禁鼓栗。如丧神守。皆属于火。诸痉项强。皆属于湿。诸逆冲上。皆属于火。诸胀腹大。皆属于热。诸躁狂越。皆属于火。诸暴强直。皆属于风。诸病有声。鼓之如鼓。皆属于热。诸病胕肿。疼酸惊骇。皆属于火。诸转反戾。水液浑浊。皆属于热。诸病水液。澄彻清冷。皆属于寒。诸呕吐酸。暴注下迫。皆属于热。（【素问·至真要大论】）

【解读】肝为风藏，风性善行数变而易动，诸风之引起的症状，身体振摇，四肢颤动，头晕目眩者，皆属于由肝引起的病症。肾为寒水之藏，阴中的阴藏，内藏真阴真阳，是为作强之官，主伎巧，诸寒冷之引起的症状，如见收引拘急，乃至屈伸不利者，皆属于由肾引起的病症。肺主气，司呼吸而具肃降之权，诸气之引起的症状，如见以呼吸急促上逆，心胸憋闷者，皆属于由肺引起的病症。脾藏是为阴中之至阴，喜燥恶湿，诸水湿之停留引起的症状，如浮肿与腹中胀满者，皆属于由脾引起的病症。诸为之由热至极引起的症状，如以神志昏乱，身体抽搐，四肢挛急者，皆属于化火引起的病症。心主火，是为阳中之太阳，诸为之疮疡疼痛或瘙痒难忍者，皆属于由心引起的病症。诸见之手足厥冷，及见大小便不通或大小便失禁者的症状，皆属于由下焦引起的病症。诸见之两足痿弱，及有喘逆呕吐者，皆属于由上焦引起的病症。诸见之牙关紧闭，颔部鼓起，身体颤栗抖动，如丧神失守者，此为之真热假寒，皆属于由火引起的病症。诸见之痉病的颈项强直而不能转侧动作，皆属于由湿引起的病症。火性上炎，热极化火，诸见气逆，食气冲上，皆属于由火引起的病症。诸见之胀满及腹部膨大的症状，皆属于由热引起的病症。诸见之躁动不安，狂妄无制，神志越出的症状，皆属于由火引起的病症。诸见之暴发颈项强直，四肢发僵，角弓反张的症状，皆属于由风引起的病症。诸闻之腹中有声，如以其手之击鼓有声发出，听之如鼓音者，皆属于由热引起的病症。诸见之足背浮肿，及见以疼酸惊骇不安定的症状，皆属于由火引起的病症。诸见之肢体转扭，及见筋曲反折，挛缩紧急，小便之水液浑浊者，皆属于由热引起的病症。诸见之水液排出，如以痰、唾、尿液、泄泻粪水者，其色之见透明澄澈而稀薄清冷者，皆属于由寒引起的病症。诸见之呕逆吐酸，暴注下迫的泄泻，伴之里急后重者，皆属于由热引起的病症。

【原文之一百六十三】虚邪之中身也。洒淅动形。正邪之中人也微。先见于色。不知于身。若有若无。若亡若存。有形无形。莫知其情。(【灵枢·邪气藏府病形篇】)

【解读】所谓虚邪者，乃正虚加有邪之伤害于身体，至以虚处之为病也，其证候为洒淅然寒栗以引动身形之状。正邪为正气之不虚，遇有邪气之犯中于人，其所生之症状也较轻微，先见于面色的变化，但不知道于身体之何处有不舒服，自觉之若似有病，若为无病，“若亡若存”，似乎有形症之可寻，似乎无形症之变化，莫然不知其身体有何不舒服的情形。

【原文之一百六十四】故精者。身之本也。故藏于精者。春不病温。夏暑汗不出者。秋成风疟。(【素问·金匮真言论】)

【解读】故藏于精者，关乎于身体生命之根本也。故人在冬天善藏于精者，至春不变为病温。夏天暑热当以有汗出，而汗不出者，入秋成为风疟病。

【原文之一百六十五】黄帝问于少俞曰。余闻百疾之始期也。必生于风。雨。寒。暑。循毫毛而入腠理。或复还。或留止。或为风肿汗出。或为消瘅。或为寒热。或为留痹。或为积聚。奇邪淫溢。不可胜数。愿闻其故。夫同时得病。或病此。或病彼。意者天之为人生风乎。何其异也。少俞曰。夫天之生风者。非以私百姓也。其行公平正直。犯者得之。避者得无。殆非求人而人自犯之。(【灵枢·五变篇】)

【解读】黄帝问于少俞曰：我听说许多疾病之开始时期也，必定是生于风、雨、寒、暑，身体遭受邪气入犯，沿循毫毛而竟入于腠理中，邪气或复返还毫毛，或就此留着停止不去，或变为风肿汗出，或变为消瘅，或变为寒热，或变为留痹，或变为积聚，出现奇邪怪病之犯人者，层出不穷，疾病多得不可计数，我愿闻听其中的缘故。夫同时遭邪得病，或得病于此，或得病于彼。此意思者难道是说，天之生于自然界中，可为使人生病者的邪风乎，何以会有其那么多之相异也。少俞曰：凡天生于自然界中，为使人之生病的邪风者，非有以偏私于某百姓者之做法也，其邪气之施行入犯，而去对待每个人之者，都是与为人之道那样，公平正直而为之相同的。其根本道理是受邪之被犯者，乃得之于病；躲开避走者，乃得之于无病。生病完全不是邪气去寻求于人，而是人自已去招来的邪气，必有人之所自犯得来的病矣。

【原文之一百六十六】黄帝曰。一时遇风。同时得病。其病各异。愿闻其故。少俞曰。善乎哉问。请论以比匠人。匠人磨斧斤砺刀。削斫材木。木之阴阳。尚有坚脆。坚者不入。脆者皮弛。至其交节而缺斤斧焉。……人之有常病也。亦因其骨节皮肤腠理之不坚固者。邪之所舍也。故常为病也。(【灵枢·五变篇】)

【解读】黄帝曰：同一时遭遇风邪，同时所得之病，其病的证候各有相异，愿闻听其中缘故。少俞曰：你所提出的是个很好的问题。请试论用以比喻匠人之为例；匠人的磨斧斤砺刀子，乃用之其削斫以断材木，木材之面者，是为有阴阳，其木材之质者，尚有坚硬松脆；其坚硬者，刀不易斫入，而木质之脆者，其皮松弛易刀削；遇至其木材的交节处硬结，斫之而会有缺损斤斧焉。……于人之遇有经常的会生病也，亦因其有骨节皮肤腠理之不坚闭固密者，在遭受到邪气之侵犯，而有所留舍者也，故会有时常的为之生病者也。

【原文之一百六十七】虚邪之中人也。洒淅动形。起毫毛而发腠理。其入深。内搏于骨。则为骨痹。搏于筋。则为筋挛。搏于脉中。则为血闭。不通则为痈。搏于肉。与卫气相搏。阳胜者。则为热。阴胜者。则为寒。寒则真气去。去则虚。虚则寒。搏于皮肤之间。其气外发。腠理开毫毛。淫气往来。行则为痒。（原文应为：腠理开。毫毛摇。气往来行。则为痒。今按张志聪之改句作修改。）留而不去。则痹。卫气不行。则为不仁。虚邪偏容于身半。其入深。内居营卫。营卫稍衰。则真气去。邪气独留。发为偏枯。其邪气浅者。脉偏痛。（【灵枢·刺节真邪篇】）

【解读】虚邪之中人犯于形体也，自感洒淅然而引动形体之寒冷状，邪之始起于毫毛而病发于腠理，其邪随之入深，至内而搏于骨，则病发为骨痹。邪搏于筋者，则病发为筋挛。邪搏于脉道中者，则变为血脉闭阻，其不通畅者，则病成为疮痈。邪气搏结于肌肉，并与卫气相搏，其阳气之盛胜者，则化为热。而阴气的盛胜者，则变之为寒。寒气则使真气失去煦布，阳气去则为虚，其虚者，则见为畏寒发冷。寒气搏结于皮肤之间，其卫阳之气向外，发腠理开毫毛，淫邪病气往来，行于其间则为皮肤的作痒也。其邪留而不去者，则变发为痹症。卫气之行不畅，则变为皮肤的不仁。虚邪偏留容于身半，其邪已入深，内居之至于营卫，营卫之气稍有衰减，则真气就会离去，邪气独自留下，病发为偏枯。其邪气之入浅者，则留在经脉所过之处，而发为半身的偏痛。

【原文之一百六十八】肉不坚。腠理疏。则善病风。……䐃肉不坚。而无分理。理者粗理。粗理而皮不致者。腠理疏。此言其浑然者。(【灵枢·五变篇】)

【解读】外观肌肉的不坚实，是为腠理之疏松不固密，则易病于遭犯风邪的侵害。……䐃部的肌肉不坚实，而必无分理之可见，理者是为粗理，粗理而皮肤不致密者，必是为腠理之疏松也；此言乃指其看上去就浑然，而是见不到有明显的肌肉纹理者之也。

【原文之一百六十九】五藏皆柔弱者。善病消瘅。……此人薄皮肤。而目坚固以深者。长冲直扬。其心刚。刚则多怒。怒则气上逆。胸中蓄积。血气逆留。臗皮充肌。血脉不行。转而为热。热则消肌肤。故为消瘅。此言其人暴刚而肌肉弱者也。(【灵枢·五变篇】)

【解读】五藏的精气皆变为柔弱者，就容易病之为消瘅症。……此类人看上去为薄皮肤，然而其目光之坚固以深锐者，颇有长冲直扬之势，可知其心绪性格的刚强，刚强者，则为之多易动怒，动怒则使气机上逆，怒之久而在胸中蓄积，是为血气的逆行留阻，扩其皮肤、充塞肌肉，则生血脉的不行畅，转而变生为热，热则消削肌肉和皮肤，故病之为消瘅。此乃言其人性格暴烈则刚强易怒，而所以会有肌肉削弱者的道理也。

【原文之一百七十】小骨弱肉者。善病寒热。……颧小则骨小。皮肤薄而其肉无䐃。其臂懦懦然……其髓不满。故善病寒热也。……。粗理而肉不坚者。善病痹。(【灵枢·五变篇】)

【解读】凡其小骨弱肌肉者，很容易患病之寒热类症。……视颧骨小则骨小。皮肤薄弱而其肉无壮实，其臂肌肉显柔弱然。……其骨髓不充满，故会容易病之寒热也。……其粗疏纹理而肌肉不坚实者，就会容易病之痹症也。

【原文之一百七十一】人之善病肠中积聚者。何以候之。少俞答曰。皮肤薄而不泽。肉不坚而淖泽。如此。则肠胃恶。恶则邪气留止。积聚乃伤。(【灵枢·五变篇】)

【解读】人之容易病至为肠中的积聚者，其中的道理，何以推候之。少俞回答：其皮肤薄弱而不华泽，肌肉不坚实而淖泽有余，意即为视其人的皮肤和肌肉，乃见皮肤之不华泽，而视肌肉是为松散的状貌，所以会如此者，必以有肠胃的不调，其不调者，则遇到邪气时，就容易会留止，故生成积聚之病变，乃至以伤其之人矣。

【原文之一百七十二】夫百病之始生也。皆生于风雨寒暑。阴阳喜怒。饮食居处。大惊卒恐。则血气分离。阴阳破散。经络厥绝。脉道不通。阴阳相逆。卫气稽留。经脉虚空。血气不次。乃失其常。(【灵枢·口问篇】)

【解读】夫诸病之始生成也,皆生于风、雨、寒、暑之侵袭,阴阳失衡,喜怒无常,饮食居处的失调。逢大惊和卒暴恐,则引起血气之分离,阴阳乖违相背而为之破散,经络血气厥逆绝乱,脉道的不宣通,阴阳的相逆为之不平衡,卫气稽留而不行,经脉中变为空虚,使血气的循行不依次第,乃失去其正常之道也。

【原文之一百七十三】开阖不得。寒气从之。乃生大偻。陷脉为瘘。留连肉腠。俞气化薄。传为善畏。及为惊骇。营气不从。逆于肉理。乃生痈肿。魄汗未尽。形弱而气烁。穴俞以闭。发为风疟。(【素问·生气通天论】)

【解读】皮肤腠理开阖的不得相宜,寒淫邪气从此侵犯之也,乃生变为大偻的病症,偻者,是以身体的曲背而变为不挺拔之状也。有寒气的往下而陷于经脉中者,乃变之为瘘也,此即为瘘疮病之生成原因,其瘘留连于肌肉腠理间者,则不易之愈也。寒邪不去,引起经脉俞穴血气的变化,发生为被迫受阻的客薄滞留,则传变为容易畏惧,及至为惊骇之状。由于寒气的滞留,营气的顺行不从,其阳逆于肌肉腠理间,乃变生为病之痈肿。是以魄汗之出未尽止,形体虚弱而真气消烁,寒气的入内,则经穴俞会以致闭塞，于是就发生为风疟之病矣。

【原文之一百七十四】因而饱食。筋脉横解。肠澼为痔。因而大饮则气逆。(【素问·生气通天论】)

【解读】因而过饱的进食，就会使胃肠充满而填塞壅盛，乃使筋脉横梗弛懈，就生成肠澼或为痔疾的病苦。因而有较大多数的过饱食饮习惯，且以时常不加节制者，则会使人发为气急喘逆之证也。

【原文之一百七十五】因而强力。肾气乃伤。高骨乃坏。(【素问·生气通天论】)

【解读】因而房事的过度，或负重之太过，而仍持以强力的劳作所为，如此之长久而勉强者，肾气乃受伤损，致使骨髓精气受耗亏弱，最终使腰部的高骨乃出现坏损，而渐变之为不用也。

【原文之一百七十六】风中五藏六府之俞。亦为藏府之风。各入其门户。所中则为偏风。风气循风府而上。则为脑风。风入系头则为目风眼寒。饮酒中风。则为漏风。入房汗出中风。则为内风。新沐中风。则为首风。久风入中。则为肠风飧泄。外在腠理。则为泄风。(【素问·风论】)

【解读】风气的犯中，在五藏六府之俞穴，亦会成为藏府之风。风气各传入与其相应的门户，随着所中之部位进入为病，则名为偏风。由风气沿循风府穴而向上为病，则名为脑风。当风气入犯系于头部时，则病生为目风眼寒。在饮酒时的过程中，当中受于风气之为病，则名为漏风。正处在入房行事有汗出，不慎中受其风气之为病，则名为内风。正值沐浴时中受其风气之为病，则名为首风。故以长久遭遇风邪入中所犯之病，其邪气留止而不去者，则病生为肠风泄泻。其风气外在腠理之为病，则成为泄风矣。

【原文之一百七十七】首风之状。头面多汗。恶风。当先风一日则病甚。头痛不可以出内。至其风日。则病少愈。漏风之状。或多汗。常不可单衣。食则汗出。甚则身汗。喘息。恶风。衣常濡。口干善渴。不能劳事。泄风之状。多汗。汗出泄衣上。口中干。上渍其风。不能劳事。身体尽痛则寒。(【素问・风论】)

【解读】首风之症状，可见头面多汗，畏恶之怕吹风，当先于首风症状还未出现前一日，则觉头痛病甚，甚至头痛为不可以走出室内，直至其首风症状出现之日，则头痛病会感到少有好转。漏风之症状，或有很多汗出，时常汗多至不可穿单衣，进食则即刻会有汗出，甚则身体易有出汗，喘息，怕风，身穿的衣服常被汗多濡入浸湿，口中易觉干渴，不能劳累操事。泄风之症状，多汗出，汗出泄于衣服上，口中作干渴，上半身的汗出浸渍使衣服湿透，此由受其风之所起作也，且不能劳累操事，身体尽觉疼痛则感到寒冷之也。

【原文之一百七十八】故风者。百病之长也。至其变化。乃为他病也。无常方然。(【素问・风论】)

【解读】故诸多的疾病，皆由风邪者所引起之也，“故风者”是为“百病之长也”。至其风邪的特点，是为之变化无常，故乃为风邪亦易变为其他之病也，然所变之病为捉摸无常，似乎无规矩方圆可以循然之矣。

【原文之一百七十九】阳气者。因暴折而难决。故善怒也。病名曰阳厥(【素问・病能论】)

【解读】凡身体中之阳气者，因突然遇到暴烈之然的挫折，而一时却又难以能得解决，故容易引起情绪的发怒也，则此“病名曰阳厥”之是矣。

【原文之一百八十】黄帝问曰。有病温者。汗出辄复热。而脉躁疾。不为汗衰。狂言不能食。病名为何。岐伯对曰。病名阴阳交。交者死也。帝曰。愿闻其说。岐伯曰。人所以汗出者。皆生于谷。谷生于精。今邪气交争于骨肉而得汗者。是邪却而精胜也。精胜。则当能食而不复热。复热者。邪气也。汗者。精气也。今汗出而辄复热者。是邪胜也。不能食者。精无俾也。病而留者。其寿可立而倾也。且夫热论曰。汗出而脉尚躁盛者。死。今脉不与汗相应。此不胜其病也。其死明矣。狂言者。是失志。失志者。死。今见三死。不见一生。虽愈必死也。(【素问·评热病论】)

【解读】黄帝问曰:有病属温热者,经治虽为已得汗出,然病之辄复为有发热,而切脉为躁急快疾,且病不为因有汗出,而获热势之衰也,更以狂言不能进谷食,此病之名为何也。岐伯对曰:乃“病名”曰“阴阳交”,阴阳交者,病难治愈而为欲死也。黄帝曰:愿闻听其所说是何道理。岐伯曰:人之所以会汗出者,皆生于所有吃进去的谷食,随后将谷食变化成精微,故谷食是为可以生成于精气的根本来源。今病邪与正气相互交争于骨肉间,而所以能得汗出者,是以邪气之退却,而精气的盛胜也。故精胜者,则当能进食之而不复为有热。其复有热者,乃以邪气之不退却也。汗者,其源乃来自于谷食精气之所化也;今汗出之而辄即为复有热者,是病邪盛胜不退却之也;此不能进食者,乃精气得不到充养且无满溢也;故病邪不去而逗留者,其寿命可以立危于倾刻之间也。且夫以热论所曰:汗出而切脉尚然躁盛者,是为死候。今切之脉不得与汗出证候相应合,此正虚不胜其病之邪也,其属死的证候已很明确矣。病人口出狂言者,是失神志的表现,失神志者,是为死候。今见三个死候,不见一个可生之证,虽于外表看起来，似乎乃病已为有所好转的向愈象征，其实最终必会死去也。

【原文之一百八十一】悲哀太甚。则胞络绝。胞络绝。则阳气内动。发则心下崩数溲血也。故《本病》曰。大经空虚。发为肌痹。传为脉痿。思想无穷。所愿不得。意淫于外。入房太甚。宗筋弛纵。发为筋痿。及为白淫。故《下经》曰。筋痿者。生于肝使内也。有渐于湿。以水为事。若有所留。居处相湿。肌肉濡渍。痹而不仁。发为肉痿。故《下经》曰。肉痿者，得之湿地也。有所远行劳倦。逢大热而渴。渴则阳气内伐。内伐则热舍于肾。肾者水藏也。今水不胜火。则骨枯而髓虚。故足不任身。发为骨痿。故《下经》曰。骨痿者。生于大热也。(【素问·痿论】)

【解读】凡以情志的悲哀太过甚时，则使心胞络之气为受损阻绝，胞络之气受阻绝，则使阳气不得外达，而于里内有所扰动，在其发病之时，则迫使其血从心下有崩流溢出于经脉外，乃频数出现溲血之为病也。故《本病》曰：大经脉之有所空虚，则发之为肌痹，传变为脉痿病。思想的无穷，个人的所愿不得达到，志意淫乱于外，入房行事次数的太过频甚，可使宗筋松缓弛纵，乃发之为筋痿，以及成为白淫浊带的病候。故在《下经》中曰：筋痿之病者，生于肝，入房太过则使内之受大伤也。有渐得之于湿者，是以长期处在水湿地中的劳作为事，若以水湿之气有所留滞，留在于人体的经隧络道之中。或其人的居住处，相对于在较低潮湿的地势然，使肌肉受到水湿濡着之浸渍，由是至“痹而不仁”者，乃发为肉痿之病。故于《下经》中曰：肉痿之病者，是得之于居处在湿地之故也；亦为之有所远行，长途跋涉的劳倦，逢大热伤津而口中干渴，口渴则为阳热之气在内的攻伐，内伐之则其热留舍于肾，肾者乃为水藏也，如“今水不胜火，则骨枯而髓虚”，故以两足之不能任胜其身体的重力，遂发为骨痿之病。故在《下经》中曰：骨痿之病者，是生于大热之故也。

【原之之一百八十二】喜怒不适。食饮不节。寒温不时。则寒汁流于肠中。……。积聚以留。留则痈成。……。其痈在管内者。即而痛深。其痈在外者。则痈外而痛浮。痈上皮热。（【灵枢·上膈篇】）

【解读】喜怒不加以适当控制。食饮不加以节制。寒温不加以适时调节，则寒邪汁沫流入于肠中，……，逐渐堆积聚合，所以会留止而为之不去，其留止者，则为痈之可以生成的条件者也。……。其痈的所生部位，是在于肠管之内者，即为时而觉得其痛的部位，乃得于在内之较深处也；其痈的所生部位，在于肠管之外者，则其痛感在痈的外部，而觉痛的部位较为浮浅，用手掌去按痈上的皮肤是为之发热。

【原文之一百八十三】肠中有虫瘕及蛟蛕。……。心肠痛憹作痛肿聚。往来上下行。痛有休止。腹热。喜渴涎出者。是蛟蛕也。(【灵枢·厥病篇】)

【解读】"肠中有虫瘕及蛟蛕",即是肠中有寄生的蛔虫之类者,盖其数量之太多,则为纠结而成团块,……,盖以虫块在肠内的窜动,则令人的心肠为绞痛,心中烦懊有说不清的难受作痛,其肿块是由蛔虫集聚为团所结成,在其位则有往来攻冲,上下行动之变化,其痛势或有休止,腹中觉得发热,时常容易口中作渴,并有涎水之流出者,是知腹中之有蛔虫也。

【原文之一百八十四】厥心痛。与背相控。善瘛。如从后触其心。……真心痛。手足青至节。心痛甚。旦发夕死。夕发旦死。(【灵枢·厥病篇】)

【解读】厥心痛的病状,是心痛与背部之相连牵控,感觉有抽紧的状势为"善瘛";当突然发作的厥心痛正在加重时,则觉其痛势的更剧甚,是如从后背触向其心中的作痛。……在真心痛发作时,可见手足极冷变青至指节,急剧的心痛极甚时,则令人死去,往往在早晨之发病者,可至傍晚即死去,于傍晚的发病者,至次日早晨会死也。

【原文之一百八十五】其五藏气相干。名厥心痛。其痛甚。但在心。手足青者。即名真心痛。其真心痛者。

旦发夕死。夕发旦死。(【难经·六十难】)

【解读】其五藏系属的经脉中,盖以气血之相干乖违,加有邪气沿循经脉逆犯,故生心痛,此病为"名厥心痛";更有其痛急剧之极甚者,但在心中的作痛,使人手足冰冷指节发青者,此病"即名真心痛"。其病真心痛发作之紧急者,就会很快的死去,通常在早晨时发病,乃至傍晚就会死去,傍晚时的发病者,在次日早晨亦死之也。

【原文之一百八十六】疟不发其应如何。岐伯曰。疟气者。必更盛更虚。当气之所在也。病在阳则热而脉躁。在阴则寒而脉静。极则阴阳俱衰。卫气相离。故病得休。卫气集。则复病也。(【素问·疟论】)

【解读】疟病之不发作者,其相应之原因是为如何。岐伯曰:疟病之邪气相并于阴阳者,必由此有更盛更虚的变化,故当求其病气之所在也。病发生于在阳者,则为热盛而脉躁急;病生成于在阴者,则为寒冷而脉静靖;疟病发作极甚时,则阴阳亦为之俱衰也;是以卫气与邪气的相分离,故疟病可得以暂休止;当卫气与邪气的相互集聚,则有复发疟病之作也。

【原文之一百八十七】凡治疟。先发如食顷。乃可以治。过之则失时也。……。先其发时。如食顷而刺之。一刺则衰。二刺则知。三刺则已。(【素问·刺疟篇】)

【解读】凡治疟病者，须在疟病先发前，约如吃完一顿饭所需的时间，乃可以施治，错过之此者，则会失去其时之治效也。……。故必欲先知其疟的发病时间，抓紧把握好在尚未发作之先的时机，大约如餐食完毕一顿饭所化的时间，在疟发前而施针刺之治疟。经一次针刺，则病势衰减；二次针刺则知疟病退却；三次针刺则疟已不作。

【原文之一百八十八】无刺熇熇之热。无刺浑浑之脉。无刺漉漉之汗。故为其病逆。未可治也。(【素问·疟论】)

【解读】凡疟病正在发作时，是不可以用针去治者，此已错过相应的治疗时间。错过当宜时机再去治疟，不但无用，且无好处。是以为治疟之戒，有不可用针刺于熇熇之热，不可用针刺于浑浑之脉，不可用针刺于漉漉之汗出。故以此为须知者，告其值于正虚与病气争逆时刻，皆不可用针刺之治也。

【原文之一百八十九】黄帝曰。夫子言贼风邪气之伤人也。令人病焉。今有其不离屏蔽。不出室穴之中。卒然病者。非不离贼风邪气。其故何也。岐伯曰。此皆尝有所伤于湿气。藏于血脉之中。分肉之间。久留而不去。若有所堕坠。恶血在内而不去。卒然喜怒不节。饮食不适。寒温不时。腠理闭而不通。其开而遇风寒。则

血气凝结。与故邪相袭。则为寒痹。其有热则汗出。汗出则受风。虽不遇贼风邪气。必有因加而发焉。(【灵枢·贼风篇】)

【解读】黄帝曰:听你说贼风邪气之伤人也,可令人之生病焉,如今有其人不曾离开过屏蔽的居住处,足不出室户而穴居之待在家中,突然会有人生病者,此不能说不避离贼风邪气,其中原故为何也。岐伯曰:此皆曾经有过所伤于如湿类的邪气,藏匿于血脉之中,分肉之间,邪气长久滞留而不得去除;或若有所堕坠,恶血留在于内而得不到去除。亦有突然逢到喜怒情志的变化,却不加以适当的调节,饮食的不适宜,寒温的不合时,乃使腠理开闭失司而不为通调;故值其开时而遭遇风寒的犯受,则血气凝滞阻结,当新邪与故有宿邪相遇袭人体,则相成为"寒痹";其形体有热则身体有汗出,有汗之出为腠理疏松,则易受风邪之新入犯病,此虽不曾外出遭"遇贼风邪气",然必有因于旧故宿邪加入新邪而发为病焉。

【原文之一百九十】黄帝曰。今夫子之所言者。皆病人之所自知也。其毋所遇邪气。又毋怵惕之所志。卒然而病者。其故何也。唯有因鬼神之事乎。岐伯曰。此亦有故邪。留而未发。因而志有所恶。及有所慕。血气内乱。两气相搏。其所从来者微。视之不见。听而不闻。故似鬼神。(【灵枢·贼风篇】)

【解读】黄帝曰：今关乎你之所言说者，皆病人之所能自已知道也，其并未有所遇到过邪气，又未受到过怵惕之有所情志的变化，突然而为之生病者，其中的原故为之如何也？难道是唯有因鬼神之作祟犯事乎？岐伯曰：此亦为有原先已受之“故邪”，只是邪气留伏而未发病，因遇事的不顺心，而志意心绪有所极变为“恶”之也；心中常有欲望的念及者，有所羡慕而却又不可达然之也，故使人体的血气内乱，邪气与内乱血气的两气相搏，就会引起疾病的生成。若病的发生如其所述缘故，是以因为从此方面来者，看起来颇为微小，视之看不见，听之而不闻及，故会疑似为鬼神之所作，其实根本不是鬼神的所为也。

【原文之一百九十一】黄帝曰。邪之中人藏奈何。岐伯曰。愁忧恐惧则伤心。形寒饮冷则伤肺。以其两寒相感。中外皆伤。故气逆而上行。有所堕坠。恶血留内。若有所大怒。气上而不下。积于胁下则伤肝。有所击仆。若醉入房。汗出当风则伤脾。有所用力举重。若入房过度。汗出浴水。则伤肾。（【灵枢·邪气藏府病形篇】）

【解读】黄帝曰：有邪气之犯中于人，伤害其五藏者，是如何之情形。岐伯曰：当其人的情志，常处于愁忧恐惧时，则有伤之于心。当形体遭受寒邪侵犯，以及饮之于冷则有伤于肺，此是“以其两寒相感”，而有应召聚合，于是内外皆受伤害，故使“气逆而上行”矣。因为“有所堕坠”

跌倒，就有恶血留在体内而不得去除。若以心中“有所大怒”，使气机逆上而不得向下，其积留于胁下者，则有伤肝之虞矣。如其人有所遭到攻击，受到跌仆伤害以后；若有醉酒入房行事，或在汗出时，正当处于风口被风吹之者，似此则有伤脾之病苦矣。如以“有所用力举重”，勉为其事之作劳，若入房不约束次数的过度者，正当在汗出时，浴之以冷水，则有伤肾的后果矣。

【原文之一百九十二】黄帝曰。愿闻胀之舍。岐伯曰。夫胀者。皆在于藏府之外。排藏府而郭胸胁。胀皮肤。故命曰胀。（【灵枢·胀论】）

【解读】黄帝曰：愿闻听胀病之发生部位在何处。岐伯曰：夫胀病之部位者，“皆在于藏府之外”，故会排挤藏府而扩张胸胁之部位。胀病的部位在皮肤，“故命曰胀”。

【原文之一百九十三】帝曰。肾何以能聚水而生病。岐伯曰。肾者。胃之关也。关门不利。故聚水而从其类也。上下溢于皮肤。故为胕肿。胕肿者。聚水而生病也。（【素问·水热穴论】）

【解读】黄帝曰：肾藏者，何以能汇聚水气而为生病也。岐伯曰：肾者，主水之也，肾病有小溲之变为不利，不利者，乃致胃气的不和，故肾者，胃之关门也，因为关门开闭不利，使水气不能畅行正常，故有汇聚水气而相从其类之集成也，有水气上下流动泛溢于皮肤，故病发为“胕肿”矣，所以“胕肿者”，是为汇“聚水而生病也”。

【原文之一百九十四】勇而劳甚。则肾汗出。肾汗出。逢于风。内不得入于藏府。外不得越于皮肤。客于玄府。行于皮里。传为胕肿。本之于肾。名曰风水。所谓玄府者。汗空也。(【素问·水热穴论】)

【解读】当形体之处在恃勇而勤劳操持时，劳动的过度极甚，则肾气受伤而为之有汗出也，故有肾汗出于皮肤时，适逢于被风之吹者，则风之与水的两相搏结，则“内不得入于藏府。外不得越于皮肤”散发之也。风气之客薄于玄府，水气之行流而留止于皮肤之里，是以传变为皮肤的胕肿；故胕肿病的根本应为之于肾，此病“名曰风水”之是矣。“所谓玄府者”之所指，是在皮肤上的毛窍，有汗出的空孔者之也。

【原文之一百九十五】凡痹之客五藏者。肺痹者。烦满喘而呕。心痹者。脉不通。烦则心下鼓。暴上气而喘。嗌干善噫。厥气上则恐。肝痹者。夜卧则惊。多饮。数小便。上为引如怀。肾痹者。善胀。尻以代踵。脊以代头。脾痹者。四肢介堕。发咳。呕汁。上为大塞。(【素问·痹论】)

【解读】凡痹之为病客犯五藏者，所显的证候各不相同。肺痹之为病者，心烦满闷，喘气而呕。心痹之为病者，脉道不通，心烦时则心下有鼓（即鼓字）动之状，有暴然上冲之逆气，而作呼吸之喘急，咽嗌干燥，易作噫气，厥逆之气冲上则觉恐慌。肝痹之为病者，夜卧时则易为惊惕，多渴作饮，则为频数小便，在见到腹上的胀大，而为之引动身体时，其貌如有怀子之状。肾痹之为病者，经常的容易腹中作胀，两足的行动走路困难，身体貌似乎“尻以代踵。脊以代头”之势。脾痹之为病者，四肢困顿散漫为软弱无力，发之为咳，在剧甚时呕出液汁，于咽嗌上觉为极大的哽塞，感到难以承受之也。

【原文之一百九十六】帝曰。内舍五藏六府。何气使然。岐伯曰。五藏皆有合。病久而不去者。内舍于其合也。故骨痹不已。复感于邪。内舍于肾。筋痹不已。复感于邪。内舍于肝。脉痹不已。复感于邪。内舍于心。肌痹不已。复感于邪。内舍于脾。皮痹不已。复感于邪。内舍于肺。所谓痹者。各以其时重感于风寒湿之气也。（【素问·痹论】）

【解读】黄帝曰：邪气的内传留舍，干犯于五藏六府，是为何之邪气，使人致病然也。岐伯曰：五藏皆有其在外之所合，病邪显见久之而不去者，则内传留舍于其所合之五藏也。故骨痹之久不已，复感于（风寒湿）三气之邪，则内传留舍而至于肾。筋痹之久不已，复感于三气之邪，则内传留舍而至于肝。脉痹之久不已，复感于三气之邪，则内传留舍而至于心。肌痹之久不已，复感于三气之邪，则内传留舍而至于脾。皮痹之久不已，复感于三气之邪，则内传留舍而至于肺。所谓之痹病者，在各以其所主的时令，当有“重感于风寒湿之气也”。

【原文之一百九十七】帝曰。善。痹或痛。或不痛。或不仁。或寒。或热。或燥。或湿。其故何也。岐伯曰。痛者。寒气多也。有寒故痛也。其不痛不仁者。病久入深。营卫之行涩。经络时疏。故不痛。皮肤不营。故为不仁。其寒者。阳气少。阴气多。与病相益。故寒也。其热者。阳气多。阴气少。病气胜。阳遭阴。故为痹热。其多汗而濡者。此其逢湿甚也。阳气少。阴气盛。两气相感。故汗出而濡也。(【素问·痹论】)

【解读】黄帝曰：好。痹病或有觉之为痛，或有不觉之为痛，或有觉之为不仁，或有觉之为寒，或有觉之为热，或有觉之为燥，或有觉之为湿，其中的缘故为何也。岐伯曰：感之为痛者，是为寒气之多也，是以“有寒故痛也”。至“其不痛不仁者”，是以病已长久，邪气入内已深，营卫之气行乃变为涩滞不利，经络之气的不时疏松，故不觉其之为痛也；皮肤之不受血气的滋荣，“故为不仁”之也。有病发为“其寒者”，缘乎其人的“阳气少。阴气多”，则以

“阴气多”与病发之“其寒者”的相益有加，故见之为多寒也。有病发为“其热者”，是其人“阳气多。阴气少”，故病发为“其热者”，盖由“阳气多”而遭遇“阴气少”也，则似乎与“病气胜”盛之相益有关，故多发“为痹热”之病也。其多汗出而濡渍者，此其适为遭逢于受湿之极甚也，故以体内“阳气少。阴气盛”，于是乎为阴阳两气与邪湿相应感召，故见为多“汗出而濡也”。

【原文之一百九十八】帝曰。夫痹之为病。不痛何也。岐伯曰。痹在于骨。则重。在于脉。则血凝而不流。在于筋。则屈不伸。在于肉。则不仁。在于皮。则寒。故具此五者。则不痛也。（【素问·痹论】）

【解读】黄帝曰：夫痹之为病，不觉有痛者，是何原因也。岐伯曰：痹病犯在于骨，则觉身体的沉重滞着。痹病犯在于脉，则令血凝涩而得不到通行流畅。痹病犯在于筋，则有筋扭屈而不得伸直。痹病犯在于肉，则感到麻木不仁。痹病犯在于皮，则病处常觉寒冷。故其痹病犯此五者，则不会觉之作痛也。

【原文之一百九十九】凡痹之类。逢寒则急（原文“虫”字，今据甲乙经改“急”）。逢热则纵。（【素问·痹论】）

【解读】凡以痹病之类，逢其寒则有紧急之势；逢其热则显出缓纵之态。

【原文之二百】诸痹不已。亦益内也。其风气胜者。其人易已也。帝曰。痹其时有死者。或疼久者。或易已者。其故何也。岐伯曰。其入藏者。死。其留连筋骨间者。疼久。其留皮肤间者。易已。(【素问・痹论】)

【解读】诸痹病之不愈止,则病势亦必深入益至于内也。其风气的盛胜者,其人的病则容易已也。黄帝曰:痹病其时也会有死去者,或有疼久不已者,或有痹病易止者,其缘故是何也。岐伯曰:其病邪深入于藏者,多为病重而死。其病邪留连于筋骨间者,则疼久不已。其病邪留连于皮肤间者,是为邪浅而易止之愈者也。

第七章　诊 病 篇

【原文之二百零一】善诊者。察色按脉。先别阴阳。审清浊而知部分。视喘息。听音声。而知所苦。观权衡规矩，而知病所主。按尺寸。观浮沉滑涩。而知病所生。以治无过。以诊则不失矣。(【素问·阴阳应象大论】)

【解读】医术高明的医生诊断疾病者，通过诊察患者的面肤色泽，切按其人的脉象，先分别疾病的属阴属阳，审察面部五色的清泽或重浊，而知其病的所在部位。察视病人呼吸之喘息状态，闻听其发出之音声，而知其所患之病苦。再"观权衡规矩"，其色脉是否与四时相合，而知晓其病所在于何藏府。按察尺部皮肤的寒热，诊切两手腕寸口部之脉象，观其浮沉滑涩之不同，而知其疾病的所生原因，按此加以治疗可无过错，遵此以诊病则不会有失误矣。

【原文之二百零二】黄帝曰。余闻虚实以决死生。愿闻其情。岐伯曰。五实死。五虚死。帝曰。愿闻五实五虚。岐伯曰。脉盛。皮热。腹胀。前后不通。闷瞀。此谓五实。脉细。皮寒。气少。泄利前后。饮食不入。此谓五虚。帝曰。其时有生者何也。岐伯曰。浆粥入胃。泄注止。则虚者活。身汗得后利。则实者活。此其候也。(【素问・玉机真脏论】)

【解读】 黄帝曰:我闻听按病情的虚实,可以决断其人死生的预期,愿闻听你讲其中的情形。岐伯曰:五实为死证,五虚也是死证。黄帝曰:想听你给我讲解五实五虚,分别是怎样的症状。岐伯曰:切脉洪盛有力,皮肤灼热,腹部胀满,二便闭结不通利,胸中满闷,目视昏糊,此谓之五实症。脉细无神,皮肤寒冷,呼吸气息短少,大便泄利,前后不禁,饮食不能进入,此谓之五虚症。黄帝曰:其五实与五虚之症,时有治愈而得以生存者,此是为何之缘故也。岐伯曰:其浆粥米汤进入胃中,胃气得以恢复,泄利下注停止,病情能得控制,则五虚者,可以活之也。当食入浆粥米汤后,身体有汗出,是为病邪的外泄,并能得之溲便的通利,则五实者,可以活之也,此谓其五虚五实之证候也。

【原文之二百零三】 夫五藏者。身之强也。头者。精明之府。头倾视深精神将夺矣。背者。胸中之府。背曲肩随。府将坏矣。腰者。肾之府。转摇不能。肾将惫矣。膝者。筋之府。屈伸不能。行则偻附。筋将惫矣。

骨者。髓之府。不能久立。行则振掉。骨将惫矣。得强则生。失强则死。(【素问·脉要精微论】)

【解读】夫五藏者,须保持功能之正常,乃是身体之强健的根本也。头者,是为诸阳之会,脑为髓之海,故头为精髓神明之府,头见倾倒歪斜,目睛之视物不清,且为深凹内陷,是为精神将欲被劫夺衰败之矣。背者,是为胸中之府,心肺居位于胸中,背部俞穴与之相通,背部弯曲,肩部随着倾垂者,是为胸府心肺之欲败坏矣。腰者,两肾位居腰内,是为肾之外府,腰部之左右转侧与俯仰的摇动不能,是为肾藏之精气将欲衰惫矣。膝者,是为宗筋汇聚之府,膝之屈伸不能利索,行走时则为背部弯曲,步履时依附靠杖,筋之将欲衰惫矣。骨者,藏髓于其中,故为“髓之府”,不能久立,行走则身体振摇掉摆不定,骨之将欲衰惫矣。总之,五藏能得之强健则为生;五藏的失强衰败则为之将死矣。

【原文之二百零四】夫精明五色者。气之华也。赤欲如白裹朱。不欲如赭。白欲如鹅羽。不欲如盐。青欲如苍壁之泽。不欲如蓝。黄欲如罗裹雄黄。不欲如黄土。黑欲如重漆色。不欲如地苍。五色精微象见矣。其寿不久也。(【素问·脉要精微论】)

【解读】夫眼睛受之五藏六府精气的灌养,故可明视五藏彰显于面部的五色者,诚为五藏精气在外之华泽也。

故视赤色欲如绢帛包裹朱砂般的鲜艳内敛，不欲如赭石那样黯红；视白色欲如鹅羽洁白的有光泽，不欲如盐之色白无光；视青色欲如青绿色的玉石那样，青而有明润之泽，不欲如蓝色那样的青而沉暗；视黄色欲如绫罗包裹雄黄那样的黄而见明润，不欲如黄土般的黄而晦暗无华；视黑色欲如重漆那样的色黑而有润泽，不欲如地苍般的枯暗如尘。当五色精微之象见到失常时，是为真气之外脱矣，其人的寿命就会不长久也。

【原文之二百零五】夫精明者，所以视万物，别白黑，审短长，以长为短，以白为黑。如是则精衰矣。(【素问·脉要精微论】)

【解读】夫五藏精气充盈有余，眼睛能保持明亮功能者，所以可观视万物，辨别白黑，审视其物之短和长。若是所视之物见到以长为短，以白为黑，如是之分不清，则为精气之衰竭矣。

【原文之二百零六】黄帝曰。以官何候。岐伯曰。以候五藏。故肺病者。喘息鼻张。肝病者。眦青。脾病者。唇黄。心病者。舌卷短。颧赤。肾病者。颧与颜黑。(【灵枢·五阅五使篇】)

【解读】黄帝曰：凡见以五官之出现变化，如何用以诊察断定其病候。岐伯曰：是以五官的证候变化，可以推断出五藏的病变。故肺有病者，常见呼吸的气喘息促，鼻翼煽动和张口。肝有病者，可有目眦发青。脾有病者，多见口唇发黄。心有病者，乃见舌体卷曲短缩，两颧皮色显红赤。肾有病者，是以两颧与颜面肤色的发黑。

【原文之二百零七】黄赤为风。青黑为痛。白为寒。黄而膏润为脓。赤甚者为血痛。甚为挛。寒甚为皮不仁。五色各见其部。察其浮沉。以知浅深。察其泽夭。以观成败。察其散抟。以知远近。视色上下。以知病处。(【灵枢·五色篇】)

【解读】察见其色的黄赤是为风病。察见其色的青黑是为痛候。察见其色的白者是为寒象。察见其色的黄而油亮润泽是为化脓征兆。察见其色的赤甚者，是为瘀血引起的疼痛，极甚者为痉挛。寒甚者，是为皮肤之麻木不仁。五色为病各见于其不同部位，故明察其色浮沉，可以知病之浅深。察其色之润泽枯夭，可以观病成败吉凶。察其色的分散或集聚，就可以知其病的远近。察视五色之位在面部的上下，可以知病所发部位于何处。

【原文之二百零八】凡相五色之奇脉(注：在甲乙经中，无此“之奇脉”三个字)。面黄目青。面黄目赤。面黄目白。面黄目黑者。皆不死也。面青目赤。面赤目白。面青目黑。面黑目白。面赤目青。皆死也。(【素问·五

藏生成篇】)

【解读】凡诊病须察其面部五色的不同变化，如见面色黄，目睛发青；面色黄，目睛发赤；面色黄，目睛发白；面色黄，目睛发黑者，皆以有胃气之为不死也。面色青，目睛赤；面色赤，目晴白；面色青，目睛黑；面色黑，目晴白；面色赤，目睛青，皆以胃气之已败为死也。

【原文之二百零九】赤色出两颧。大如拇指者。病虽小愈。必卒死。黑色出于庭。大如拇指。必不病而卒死。(【灵枢·五色篇】)

【解读】诊察面部见赤色，所出处在两颧的皮肤，其状聚而不散大如拇指者，此病虽有好转，必会卒然死去。如见黑色所出于天庭处，其状大如拇指，必不病而卒然会死去。

【原文之二百一十】五藏者。中之守也。中盛藏满。气胜伤恐者。声如从室中言。是中气之湿也。言而微。终日乃复言者。此夺气也。衣被不敛。言语善恶。不避亲疏者。此神明之乱也。(【素问·脉要精微论篇】)

【解读】五藏者，有藏精于中之守内职司也。若有腹中气机壅盛，藏气不得舒和，则觉之胀满。湿气之盛满伤于恐(此“恐”字应是为“肾”字)者，故肾气受到损害，水湿泛滥，其“声如从室中言”不扬，混沌遥远，其声如从门窗紧闭的室中所出言语，此是中气之被湿所困的原故也。其人所言声音听之而为低微，终日乃重复着前之所言者，此是"夺气也"。病人衣服穿戴不知整洁，被子不知收拾叠敛，言语常会乱说不知好坏，还有分不清避其亲近疏远者，"此神明之乱也"。

【原文之二百一十一】岐伯曰。入国问俗。入家问讳。上堂问礼。临病人问所便。黄帝曰。便病人奈何。岐伯曰。夫中热消瘅则便寒。寒中之属则便热。……黄帝曰。胃欲寒饮。肠欲热饮。两者相逆。便之奈何。且夫王公大人。血食之君。骄恣从欲轻人。而无能禁之。禁之则逆其志。顺之则加其病。便之奈何。治之何先。岐伯曰。人之情。莫不恶死而乐生。告之以其败。语之以其善，导之以其所便。开之以其所苦。虽有无道之人。恶有不听者乎。(【灵枢·师传篇】)

【解读】岐伯曰：进入某国须先问风俗；走进入访他人的家中，应须问忌讳；登上堂室当懂问礼数；临患者须问的所以然者，便是与疾病相关的自我爱好。黄帝曰：你说便是问患者之爱好所指为何。岐伯曰：夫中焦有热为消瘅，则便用之以寒法；寒邪入中之属，则便用之以热法。……黄帝曰：胃中有热欲以寒饮，肠中有寒欲以热饮，此寒热两者的相逆反，便要有个合宜之法，此奈为何如而去解决者之也。且何况那些王公大人，血食之君，向来是骄惯恣意，放纵横行妄为而欲轻视于人，对此而亦无办法能禁止之也，强禁之则为违逆其志意，顺从之则会加重其病情，遇此便用以何如之法也？治之当以何者为先？岐伯曰：凡人之通常情形，莫不是都会怕死而想要活着的，告之以那些会对身体的有害，语之以那些会对身体的有益，如此的去引导之人们，是以接受其那些所指的，便会有益于健康，用开导之法以劝诫病人，告诉其疾病所带来的痛苦，选此之法去归劝病人，虽有不讲道理之人，亦不致于会有不听从医者之劝告乎。

【原文之二百一十二】凡未诊病者。必问尝贵后贱。虽不中邪。病从内生。名曰脱营。尝富后贫。名曰失精。五气留连。病有所并。医工诊之。不在藏腑。不变躯形。诊之而疑。不知病名。身体日减。气虚无精。病深无气。洒洒然时惊。病深者。以其外耗于卫。内夺于荣。良工所失。不知病情。此亦治之一过也。(【素问·疏五过论】)

【解读】凡于未诊病之前者，必先问清患者的职业地位，尝其人曾身居高位，后被降职为低贱，虽无外邪入侵，其病必从由内而生，此“名曰脱营”。尝其人曾经是富裕，后接着家境变贫寒，五藏精气日渐耗数，此“名曰失精”。故因五藏气郁不舒，或气衰不运，留连不去，久聚为病，两病有所相并。在医生诊治之过程中，其病既不在藏府，且无变化于躯体身形，故在诊断之时，而容易会生疑惑，不知病名为何。病者身体日渐衰减，神气虚弱无精神，病深加虚于气，洒洒然怕冷时惊恐。病情日渐加深者，以其在外耗散于卫气，在内耗夺于营气。医术十分高明的医生，如不详加询问，在诊治疾病时，就难免会有所失误的发生。因此，不知病情的由来所去，此亦是医工在治病中之一大过失也。

【原文之二百一十三】诊病不问其始。忧患饮食之失节。起居之过度。或伤于毒。不先言此。卒持寸口。何病能中。(【素问·征四失论】)

【解读】在临诊患者时，不去问其病之生成始末，不了解其情志的忧患，饮食的饥饱、冷暖、软硬之失调节，生活中起居之过失合度，或有伤于食饮的中毒。诊病时“不先言此”，卒然光凭持脉切寸口，何以在诊病时能切中要害，而作出正确的治疗。

【原文之二百一十四】必审问其所始病。与今之所方病。而后各切循其脉。视其经络浮沉。以上下逆从循之。(【素问·三部九候论】)

【解读】凡医的诊病，必欲审问其所始病况，及其与当今之所方出的病状，而后再各切按之以循察其各部的脉象，视其病之在经或络，定其在表在里的不同之位，取以上下逆从之法，然后遵循之而为治也。

【原文之二百一十五】诊法常以平旦。阴气未动。阳气未散。饮食未进。经脉未盛。络脉调匀。气血未乱。故乃可诊有过之脉。（【素问·脉要精微论】）

【解读】诊脉之法，通常以平旦（清晨）为佳，此时人体的阴气未受到扰动，阳气亦未耗散，饮食尚未进入，经脉之气未得充盛，络脉之气亦为调匀，气血未受之扰乱，故于此时的切脉，乃可诊出有病反常之脉象。

【原文之二百一十六】人有三部。部有三候。以决死生。以处百病。以调虚实。而除邪疾。帝曰。何谓三部。岐伯曰。有下部。有中部。有上部。部各有三候。三候者。有天。有地。有人也。必指而导之。乃以为真。上部天。两额之动脉。上部地。两颊之动脉。上部人。耳前之动脉。中部天。手太阴也。中部地。手阳明也。中部人。手少阴也。下部天。足厥阴也。下部地。足少阴也。下部人。足太阴也。故下部之天以候肝。地以候肾。人以候脾胃之气。帝曰。中部之候奈何。岐伯曰。亦有天。亦有地。亦有人。天以候肺。地以候胸中之气。人以候心。帝曰。上部以何候之。岐伯曰。亦有天。亦有地。亦有人。天以候头角之气。地以候口齿之气。人以候耳目之气。三部者。各有天。各有地。各有

人。三而成天。三而成地。三而成人。三而三之。合则为九。(【素问·三部九候论】)

【解读】诊切人之脉象,有分为上中下三部,每部再分则各有三候,可以用来决断死生,可以用于处理百病,可以起到调治虚实,而达到祛除邪气以治疾病之目的。黄帝曰:那什么叫三部。岐伯曰:三部者,有下部、有中部、有上部,每部各有三候,三候者,是有天、有地、有人也,似此乃用作以为代表之也;学习切脉诊法的相当关键,必须是在得到老师的当面指导而授教之后,还要通过自已的亲自实践,乃可以为言之其已掌握了切脉的真谛。上部天,在两额之动脉太阳穴处。上部地,在两颊之动脉地仓穴处。上部人,在耳前之动脉耳门穴处。中部天,在两手太阴动脉寸口部也。中部地,在两手阳明动脉合谷穴处也。中部人,在两手少阴动脉神门穴处也。下部天,在足厥阴动脉五里穴或取之以太冲穴处也。下部地,在足少阴动脉太谿穴处也。下部人,在足太阴动脉箕门穴处也。故下部之天可以候肝藏之气。下部之地则以候肾藏之气。下部之人是以候脾胃之气。黄帝曰:中部之候是何如。岐伯曰:中部亦有天、亦有地、亦有人,以此为组成中部之三候。中部之天可以候肺藏之气,中部之地可以候胸中之气,中部之人可以候心藏之气。黄帝曰:上部是以何候之。岐伯曰:亦有天,亦有地,亦有人,以此为组成上部之三候。上部之天以候头角之气,上部之地以候口齿之气，上部之人以候耳目之气。由此看来三部者，各有天，各有地，各有人；三候而成为天，三候而成为地，三候而成为人，三而三之而为者，于是相合之则成为得九候。

【原文之二百一十七】尺内两旁。则季胁也。尺外以候肾。尺里以候腹。中附上。左外以候肝。内以候鬲。右外以候胃。内以候脾。上附上。右外以候肺。内以候胸中。左外以候心。内以候膻中。前以候前。后以候后。上竟上者。胸喉中事也。下竟下者，少腹腰股膝胫足中事也。（【素问·脉要精微论】）

【解读】按切寸口之脉，其尺脉内之两旁，则候季胁也；尺外以候肾藏，尺里以候腹部。寸口中指关部上之脉，左手之关外以候肝，其内以候鬲（即膈）也；右手之关外以候胃，其内以候脾。寸口关脉以上之寸脉，右手之寸外以候肺，其内以候胸中；左手之寸外以候心，其寸内以候膻中。按切寸口三部之脉，其前示以候身体之前，其后示以候身体之后。按寸部脉之食指往上移动竟至上者，可断胸中咽喉病症之事也。按尺部脉之无名指向下移动竟至下者，可判少腹、腰、股、膝、胫、足中病之事也。

【原文之二百一十八】黄帝问曰。平人何如。岐伯对曰。人一呼脉再动。一吸脉亦再动。呼吸定息。脉五动。闰以太息。命曰平人。平人者。不病也。常以不病

调病人。医不病。故为病人平息以调之为法。(【素问·平人气象论】)

【解读】黄帝问道:正常人的脉象为何如。岐伯对曰:正常人一呼气则脉再动,即为两次,一吸气脉亦再动,即为两次;故一次呼气与一次吸气合起来定名为“一息”,此一息的脉动合计为四次;然而,亦有一息脉动为五次者,盖是以其一息者,有出现太过状态的缘故,故为“闰以太息”之也;可见一息脉动为四次或五次者,皆是“命曰平人”。所谓平人者,是不病之人也,在诊病切脉时,当须以不病人在调正呼吸后之为准者,是以此去诊切病人的脉动数。医生为不病者,故在为病人切脉之前,应当先平定气息,以此调正自已之呼吸状态,然后再去按切病人气口位的脉象,此为诊脉方法也。

【原文之二百一十九】持脉有道。虚静为保。春日浮。如鱼之游在波。夏日在肤。泛泛乎万物有余。秋日下肤。蛰虫将去。冬日在骨。蛰虫周密。君子居室。(【素问·脉要精微轮】)

【解读】持按切脉之方法,必定要有规矩可以去遵循,务须保持心中的虚无杂念,胸中的安定宁静,方为可保之无误。春天之脉为浮,如鱼之浮游在水波中。夏天之脉为在肤表,泛泛乎充盈于指下,好似万物生长茂盛有余状。秋天之脉为下入于肤,犹似蛰虫之将欲入土去潜藏。

冬天之脉为沉，按切至在骨始可得之者，似蛰虫之潜藏周密，君子之深居于室内状也。

【原文之二百二十】夫平心脉来。累累如连珠。如循琅玕。曰心平。夏以胃气为本。病心脉来。喘喘连属。其中微曲。曰心病。死心脉来。前曲后居。如操带钩。曰心死。平肺脉来。厌厌聂聂。如落榆荚。曰肺平。秋以胃气为本。病肺脉来。不上不下。如循鸡羽。曰肺病。死肺脉来。如物之浮。如风吹毛。曰肺死。平肝脉来。软弱招招。如揭长竿末梢。曰肝平。春以胃气为本。病肝脉来。盈实而滑。如循长竿。曰肝病。死肝脉来。急益劲。如新张弓弦。曰肝死。平脾脉来。和柔相离。如鸡践地。曰脾平。长夏以胃气为本。病脾脉来。实而盈数。如鸡举足。曰脾病。死脾脉来。锐坚如乌之喙。如乌之距。如屋之漏。如水之流。曰脾死。平肾脉来。喘喘累累如钩。按之而坚。曰肾平。冬以胃气为本。病肾脉来。如引葛。按之益坚。曰肾病。死肾脉来。发如夺索。辟辟如弹石。曰肾死。(【素问·平人气象论】)

【解读】夫正常心脉的来至，比似为一颗颗如相连于一起的珠子那样在流转，如循摸美玉般的滑润，是曰心之平脉，夏天以胃气为本。有病的心脉来至，喘喘促促连属成串，其急数中带有微曲，是曰心之病脉。“死心脉来”，脉象的前曲后居直，如操摸到带钩之状，是曰心之死脉。正常肺脉的来至，“厌厌聂聂”，轻浮而流利，如掉落榆荚般和缓，是曰肺之平脉，秋天以胃气为本。有病的肺脉来至，不上不下，如似以有循序着鸡毛的去抚摸者，其手掌乃感之为忽上忽下之觉，是曰肺之病脉。“死肺脉来”，切脉“如物之浮”于水上，如风之吹动羽毛，飘忽不定，散漫动荡之无根，是曰肺之死脉。正常肝脉的来至，“软弱招招”，如揭动长杆的末梢为之柔软摆动，是曰肝之平脉，春天以胃气为本。有病的肝脉来至，脉来盈满而指下滑实，如循着长竿之抚摸般的硬直感，是曰肝之病脉。“死肝脉来”，其脉急疾益有劲，如新张之弓弦绷紧，是曰肝之死脉。正常脾脉的来至，和柔有神，从容不迫的相至相离者，是为之有节度，似如鸡爪之落地和缓有度，是曰脾之平脉，长夏以胃气为本。有病的脾脉来至，脉来充实而盈多急数，如鸡举足那般急促，是曰脾之病脉。“死脾脉来”，脉来锐坚如鸟喙之啄食，如鸟之急促跳距，如屋之滴沥漏雨点样而次序无伦，似水之流去不返，是曰脾之死脉。正常肾脉的来至，脉来串串累累的连续似曲如钩，按之似沉下的石子般而为之坚，是曰肾之平脉，冬天以胃气为本。有病的肾脉来至，脉来如牵引葛藤，按之益更坚，是曰肾之病脉。“死肾脉来”，脉来似如两人在争夺绳索的模样，引长而坚，如手指急促去弹坚硬之石子，是曰肾之死脉。综上之所述可见，五藏之所合乎于四时者，其各见之为平脉，皆是以有胃气之为本。凡其见为无胃气者，各以病脉或死脉者之是也。此篇条文之所描述，可谓之形象生动，诚为诊脉之秘诀，医家的瑰宝，请诸读者，当长久反复仔细研读加以实践，如斯者，始可谓之已深谙熟知脉学之道矣！

【原文之二百二十一】夫脉者。血之府也。长则气治。短则气病。数则烦心。大则病进。上盛则气高。下盛则气胀。代则气衰。细则气少。涩则心痛。(【素问·脉要精微论】)

【解读】夫人的脉者，乃为血液汇聚之府也。长脉则以气血之流畅为正常。脉短则为气之有病。脉数则见有烦热在心中。脉见洪大则为病势的进展。寸脉的搏大有力，是为上部邪盛，则见之为气急。关尺部的脉大有力，是为下部之邪盛，则见之为腹部的有气胀满。脉来动而中止，良久方还者，此名曰代，脉代则为元气虚衰。脉细如发丝，则为真气衰少。脉之往来涩滞，血少气滞，则病发之为心痛矣。

【原文之二百二十二】帝曰。气口何以独为五藏主。岐伯曰。胃者。水谷之海。六府之大源也。五味入口。藏于胃。以养五藏气。气口亦太阴也。是以五藏六府之气味。皆出于胃。变见于气口。故五气入鼻。藏于心

肺。心肺有病。而鼻为之不利也。凡治病必察其下。适其脉。观其志意。与其病也。(【素问·五藏别论】)

【解读】黄帝曰：诊切气口的脉象，何以独可为诊断五藏之病候。岐伯曰：胃者，此为水谷之海，更是六府职司之重大源泉也。饮食五味之入口，储藏于胃中变为食糜精微，经脾藏的输布运化，可以滋养五藏之精气，气口亦为手太阴肺之所主也，是与足太阴脾为之同气，所以五藏六府之精气五味，皆源出之于为胃，其变化彰显而为见之于气口位。故当五味之精气进入气口时，天的清气入鼻至肺而经变化后，其气也同输于气口，而会藏于心肺；故心肺之为有病，而鼻有所受其害者，是为之不通利也。凡为医之治病，必明察其在下之二便的通利，在适切其脉的同时，务须仔细观其精神志意的状态，以及与其疾病证候之分辨也。

【原文之二百二十三】黄帝曰。见真藏曰死。何也。岐伯曰。五藏者。皆禀气于胃。胃者。五藏之本也。藏气者。不能自致于手太阴。必因于胃气。乃至于手太阴也。故五藏各以其时。自为而至于手太阴也。故邪气胜者。精气衰也。故病甚者。胃气不能与之俱至于手太阴。故真藏之气独见。独见者。病胜藏也。故曰死。(【素问·玉机真藏论】)

【解读】黄帝曰：凡见到真藏脉露时，可预期其人将曰死，此为何之原因也。岐伯曰：五藏者，皆禀受精气于源自胃所化生之精微，故胃者，为五藏精气来源之根本也。五藏脉气者，不能自行至达于手太阴，必因借助于胃气敷布展化，乃能至达于手太阴也。故五藏之气各以其所主之时，各自为借助胃气而至达于手太阴也，此即为有胃气也。故以邪气的盛胜者，是为精气之虚衰也。故当病气剧甚者，胃气就不能与五藏之气俱至于手太阴，故真藏之脉气单独见于手太阴的寸口位，此之“独见者”，是示以为病邪的深重，盖病气盛胜于藏气也，故曰死。

【原文之二百二十四】黄帝曰。凡治病。察其形气色泽。脉之盛衰。病之新故。乃治之。无后其时。形气相得。谓之可治。色泽以浮。谓之易已。脉从四时。谓之可治。脉弱以滑。是有胃气。命曰易治。取之以时。形气相失。谓之难治。色夭不泽。谓之难已。脉实以坚。谓之益甚。脉逆四时。为不可治。必察四难。而明告之。(【素问·玉机真藏论】)

【解读】黄帝曰：凡在治病时，须诊察其人形体盛衰，气血多寡，色泽荣枯，脉之盛衰虚实，病之新发故旧，乃及时给予治之，不可错过其最佳时机。察见形体与正气相得和合，谓之病可治愈。视气色润泽以见鲜明，谓之病易治愈。脉象顺从与四时相应，谓之可治。脉象虽虚弱却以和缓滑利，是有胃气，命曰病易治愈，须取之以及时治疗。形体与正气相不符，谓病之难治。视见面色枯槁不润泽，谓病之难愈，已不可治。脉见充实以坚硬，谓病之况益加剧甚。脉违逆于四时，为不可治。必须审察以上四种难治症情，而明白告诉病人家属之知晓。

【原文之二百二十五】帝曰。决死生奈何。岐伯曰。形盛脉细。少气不足以息者危。形瘦脉大。胸中多气者死。形气相得者生。参伍不调者病。三部九候皆相失者死。上下左右之脉。相应如参舂者病甚。上下左右相失。不可数者死。中部之候虽独调。与众脏相失者死。中部之候相减者死。目内陷者死。(【素问·三部九候论】)

【解读】黄帝曰：决断生死为之何如。岐伯曰：形体虽盛但见脉细，短气不足，以及呼吸困难者，为病情危重。假使形体消瘦而见脉大，胸中多逆气者，是为死候。形体和脉气相得一致者为可生。其中参伍相差不调者，为之有病。三部九候脉象都相互错乱，失去正常循行规律者，是为死候。上下左右之脉象，相应如为舂米状参差不齐者，病之加剧极甚。其脉动上下左右相差很大，错乱不可计数者，是为死候。中部之脉虽是独自调匀，但与其余众藏之脉相失不调顺者，是为死候。中部之脉相见虚减者，是为死候。两眼睛在目眶中深深内陷者，其人精气衰竭已极，是为死候。凡以上原文之 214 条至 225 条者，是为脉诊之大法矣，须以加倍之研读，必有好处！

【原文之二百二十六】黄帝问于岐伯曰。余欲无视色持脉。独调其尺。以言其病。从外知内。为之奈何。岐伯曰。审其尺之缓急小大滑涩。肉之坚脆。而病形定矣。视人之目窠上。微痈。如新卧起状。其颈脉动。时咳。按其手足上。窅而不起者。风水肤胀也。尺肤滑，其淖泽者。风也。尺肉弱者。解㑊。安卧脱肉者。寒热。不治。尺肤滑而泽脂者。风也。尺肤涩者。风痹也。尺肤麤如枯鱼之鳞者。水泆饮也。尺肤热甚。脉盛躁者。病温也。其脉盛而滑者。病且出也。尺肤寒。其脉小者。泄。少气。尺肤炬然。先热后寒者。寒热也。尺肤先寒。久大之而热者。亦寒热也。肘所独热者。腰以上热。手所独热者。腰以下热。肘前独热者，膺前热。肘后独热者。肩背热。臂中独热者。腰腹热。肘后麤以下三四寸热者。肠中有虫。掌中热者。腹中热。掌中寒者。腹中寒。鱼上白肉有青血脉者。胃中有寒。尺炬然热。人迎大者。当夺血。尺坚大。脉小甚。少气悗有加。立死。(【灵枢·论疾诊尺篇】)

【解读】黄帝问岐伯曰：我想不通过望色切脉，单独依靠诊察其尺肤，以此言其疾病的判断，从外在表象知道内在变化，此为之如何才可这样。岐伯曰：通过审察其尺肤的缓急、小大、滑涩，肌肉的坚实脆弱，而关乎病之所属就可以确定矣。视患者目窠上，出现轻微的浮肿，似乎是刚睡觉醒来时的样子，其颈部见到明显的脉搏跳动，时常咳嗽，以手指按其手足背上，察见凹陷而不起者，是为风水肤胀之病也。尺肤光滑而见其润泽者，属于风之为病也。尺部肌肉削弱时常无力者，是病为“解㑊”。安卧嗜睡，削脱大肉者，属于寒热类的虚劳病，不易治愈。尺部肌肤光滑而泽润脂肥者，是为之风病也。尺肤干涩不润者，属之风痹病也。尺肤粗糙如干枯的鱼鳞那样者，则为脾土虚衰，水饮不化，是为“水泆饮也”，即属溢饮病类之是也。尺肤灼热剧甚，脉象盛大而躁动者，属于温病也。其脉象盛大而滑利者，是病之将欲痊愈，且为病邪将外出之象也。尺肤寒冷，其脉见细小无力者，是为泄泻或属气虚病。尺肤发热灼手烫然，先发热而后发冷者，属于寒热类的病症也。尺肤先觉寒冷，按为久大之后而转见发热者，亦是为寒热之病也。只见有肘肤之所独发热者，此是腰以上的部位有热之病。肘关节以下的手臂之所独发热者，此是腰以下之有热也。肘关节前独见发热者，这是胸膺前的有热也。肘关节后的独见发热者，这是肩背部之有热。手臂中部独见发热者，这是腰腹部有热。肘后廉以下三四寸发热者，是为肠中有虫的寄生。手掌心中发热者，这是腹中的有热。手掌心中发寒者，这是腹中有寒。手掌鱼际上的白肉处有青紫血脉者，是为胃中有寒。尺肤灼手然发热，人迎脉大者，当属于失血证。尺部坚大，人迎脉小之甚，是为气虚不足，再以懋闷证候的有加出现，就会立刻死亡。

【原文之二百二十七】胃之大络，名曰虚里。贯鬲络肺。出于左乳下。其动应衣。脉宗气也。盛喘数绝者。则病在中。结而横。有积矣。绝不至曰死。(【素问·平人气象论】)

【解读】足阳明胃经之大络，“名曰虚里”，它的脉系是从胃贯膈，而上络于肺，通出于左乳下，在其搏动时亦会应衣而动之也，或以手指按之而可觉其动搏者之也，故以虚里穴之搏动，可以判其人之脉的宗气盛衰也。如见气息大喘而脉之跳动急数，且有断绝之状者，则为病在膻中。搏动时见有结而位置横移，是有积滞之为病矣。搏动绝而不至者，则曰死已来临之是也。

【原文之二百二十八】帝曰。愿闻十二经脉之终奈何。岐伯曰。太阳之脉其终也。戴眼。反折瘈疭。其色白。绝汗乃出。出则死矣。少阳终者。耳聋。百节皆纵。目睘绝系。绝系一日半死。其死也。色先青白。乃死矣。阳明终者。口目动作。善惊。妄言。色黄。其上下经盛。不仁。则终矣。少阴终者。面黑齿长而垢。腹胀闭。上下不通而终矣。太阴终者。腹胀闭不得息。善噫。善呕。呕则逆。逆则面赤。不逆则上下不通。不通则面黑。皮毛焦而终矣。厥阴终者。中热嗌干。善溺。心烦。甚则舌卷。卵上缩。而终矣。此十二经之所败也。(【素问·诊要经终论】)

【解读】黄帝曰：愿听您讲十二经脉气之终者，此是何之情形。岐伯曰：太阳之经脉其气终也，眼睛上视不能转动是为戴眼，脊背反张，手足抽掣，其面色㿠白，绝汗乃出，出绝汗则会死矣。少阳经脉之气终者，耳聋，全身骨节皆弛纵，两眼发直目系断绝之睛不转动，目系绝则一日半便会死去，其死之前也，面色先见青白，显此乃死之矣。阳明经脉之气终者，口眼牵动则见肌肉作歪斜，常易作惊恐，胡言乱语，面色发黄，其上下经脉所过之处，都出现盛躁之证候，当肌肤麻木不仁时，则令人终必会死去矣。少阴经脉之气终者，面色发黑，缘乎龈肉萎缩上收致齿根浮长，而其牙上积满污垢，腹中作胀闭塞，而在上者是为饮食之不能得入进，在下者则是二便之闭涩不通利，此上下之不通而终必死去矣。太阴经脉之气终者，腹部作胀闭塞，使呼吸气息不得顺和，频作噫嗳，时常作呕，呕则见气逆，逆则面色红赤，其气不逆者，则为上下之不通顺，其不通者，则面色变黑，皮毛焦枯而终至之死去矣。厥阴经脉之气终者，胸中发热，咽嗌干燥，时欲溲溺，心中烦躁，甚则舌会上卷，肾卵上缩，而终至之为死矣。此乃十二经脉之气为终时所显的败坏证候也。

【原文之二百二十九】帝曰。肠澼便血何如。岐伯曰。身热则死。寒则生。帝曰。肠澼下白沫何如。岐伯曰。脉沉则生。脉浮则死。帝曰。肠澼下脓血何如。岐伯曰。脉悬绝则死。滑大则生。帝曰。肠澼之属。身不热。脉不悬绝何如。岐伯曰。滑大者曰生。悬涩者曰死。以藏期之。(【素问·通评虚实论】)

【解读】古时之肠澼病，相当于今下之痢疾病。黄帝曰：肠澼病所见之大便出脓血，就脉证之断生死何如之。岐伯曰：肠澼见身发热则会死。身体发寒则可生。黄帝曰：肠澼见下白沫会是何如之状。岐伯曰：脉沉则可生，脉浮则会死。黄帝曰：肠澼见相杂的下脓血为何如之。岐伯曰：脉见悬绝为无胃气则死，脉见滑大则可生。黄帝曰：肠澼之病，身体不发热，脉不见悬绝之结果何如也。岐伯曰：脉见滑大者，曰可生。脉见悬涩者，曰将死。故曰医工之常以据此脉证，而为知其五藏的情形，乃可以预期之候生死。

【原文之二百三十】黄帝问曰。人有重身。九月而喑。此为何也。岐伯对曰。胞之络脉绝也。帝曰。何以言之。岐伯曰。胞络者。系于肾。少阴之脉贯肾。系舌本。故不能言。帝曰。治之奈何。岐伯曰。无治也。当十月复。(【素问·奇病论】)

【解读】黄帝问曰：妇人之有怀子已九月，嗓子发出声音而为嘶哑者，此为何之故也。岐伯对曰：此以胞中之络脉受压迫被阻绝不通也。黄帝曰：何以会有说之这么样的。岐伯曰：胞络者，脉系于肾藏之相关联，足少阴之脉贯穿于肾，上系于舌本，胞中络脉受阻，肾脉不能上通于舌，故不能在言语时，发出宏亮的声音。黄帝曰：治之应当何如之。岐伯曰：不必去治疗也，当怀胎十月分娩之后，其声音自然会恢复如原本之样了。

【原文之二百三十一】妇人手少阴脉动甚者。妊子也。(【素问・平人气象论】)

【解读】在育龄期的妇人，月经每月如期而至，当出现本次月经推迟未行，切其手少阴经脉的搏动极明显者，应为怀妊有子也。

【原文之二百三十二】阴搏阳别。谓之有子。(【素问・阴阳别论】)

【解读】在育龄期的妇人，月经每月如期而至，当出现本次月经推迟未行，切其尺脉之至旺而有神，并与寸脉之搏动有显著的区别；此阴脉的搏动与阳脉之有别者，故以“谓之有子”者是也。

【原文之二百三十三】帝曰。善。何以知怀子之且生也。岐伯曰。身有病而无邪脉也。(【素问・腹中論篇】)

【解读】黄帝曰：好。何以知道妇人已经怀子，且不是生病也。岐伯曰：身体似乎有病不舒服，而切脉却“无邪脉也”。即谓切其之脉，而是正常无病之脉者也。

【原文之二百三十四】帝曰。乳子而病热。脉悬小者何如。岐伯曰。手足温则生。寒则死。帝曰。乳子中风热。喘鸣肩息者。脉何如。岐伯曰。喘鸣肩息者。脉实大也。缓则生。急则死。(【素问・通评虚实论】)

【解读】黄帝曰：小儿而见之为病发热，切其之脉为悬动微小者，有何如之结果。岐伯曰：手足温暖则可生；手足寒冷则会死。黄帝曰：小儿犯受风热邪气，证见气喘、喉中声鸣、张口抬肩、气息声粗者，其脉应为何如之？岐伯曰："喘鸣肩息者"，切得其脉之实大也，是以脉之缓者，此为胃气之尚存，则可以为生也；而脉见之急"则死"矣。

第八章　治法篇

【原文之二百三十五】谨守病机。各司其属。有者求之。无者求之。盛者责之。虚者责之。必先五胜。疏其血气。令其调达。而致和平。(【素问·至真要大论】)

【解读】凡治病应当谨慎而遵守病机,各个察知职司与其病属性。有症状者,求之其病因;无症状者,求之以发病缘由。病盛者,责之其来历;病虚者责之其根本。必先结合四时五运胜复的变化,且以疏通其经络之血气,令其通调畅达,而致调和平衡的状态。

【原文之二百三十六】必先岁气。无伐天和。无盛盛。无虚虚。而遗人夭殃。无致邪。无失正。绝人长命。(【素问·五常政大论】)

【解读】凡医之治病者,必须先知年岁气候的变化,不可以违背天人相应的和合之道;不可以用补法去治实证,无使盛者之更盛;不可以用泻法去治虚证,无使虚者之更虚,而使人夭折乃遭殃。总之,不可滥用其补,以致使邪之更盛；不可妄用其泻，以使人受伤害而失正气。凡以此错误的方法去治病，最终会绝人之长命。

【原文之二百三十七】黄帝问曰。医之治病也。一病而治各不同。皆愈何也。岐伯对曰。地势使然也。故东方之域。天地之所始生也。鱼盐之地。海滨傍水。其民食鱼而嗜咸。皆安其处。美其食。鱼者。使人热中。盐者胜血。故其民皆黑色疏理。其病皆为痈疡。其治宜砭石。故砭石者。亦从东方来。西方者。金玉之域。沙石之处。天地之所收引也。其民陵居而多风。水土刚强。其民不衣而褐荐。其民华食而脂肥。故邪不能伤其形体。其病生于内。其治宜毒药。故毒药者。亦从西方来。北方者。天地所闭藏之域也。其地高陵居。风寒冰洌。其民乐野处而乳食。藏寒生满病。其治宜灸焫。故灸焫者。亦从北方来。南方者。天地所长养。阳之所盛处也。其地下。水土弱。雾露之所聚也。其民嗜酸而食胕。故其民皆致理而赤色。其病挛痹。其治宜微针。故九针者。亦从南方来。中央者。其地平以湿。天地所以生万物也众。其民食杂而不劳。故其病多痿厥寒热。其治宜导引按蹻。故导引按蹻者。亦从中央出也。故圣人杂合以治。各得其所宜。故治所以异而病皆愈者。得病之情。知治之大体也。（【素问·异法方宜论】）

【解读】黄帝问曰：医生之诊治疾病也，同一疾病而治法各有不同，皆能痊愈者，此是为何之道理也。岐伯对曰：地势的不同所使之然也。故在东方之地域，天地之气所始得温和，而为之生发也；产鱼出盐之地，处于海滨，傍靠水源，其当地的百姓爱吃鱼类而喜食咸味，皆安居于其所住之处，长久乐于而习惯着这样的生活，将鱼盐视之为美味而多喜其食也，然而"鱼者。使人热中"，故鱼之食多者，使人生内热而于腹中聚集；咸味入血，故以食盐之太多者，则会耗伤血液；故其当地的民众大都显见黑色的皮肤，腠理疏松，其所得之疾病，皆为痈疡之类，其治法适宜于用砭石类的刺法也；故用砭石治病之方法者，亦是从东方地区所传出来的也。西方者，多为藏金储玉之区域，更是沙石所处之地；西方主秋，其气候环境似秋令，显现出天地之所收敛的引急象也；其百姓都在山陵居住而多风的地方，水土之性为刚强，其民不穿布帛衣服，而常以毛布细草为衣，其百姓所吃食品都是美好食物，如肉类奶酪美酒浓厚之品，而使身体多脂肪而肥胖，故病邪也不能轻易伤害其形体；其所生之病由于从内引起为居多，其病之治者，宜用攻病之有毒药物；故药性猛烈的攻病毒药者，亦是从西方地域传出来的。北方的气候者，似冬季之天地所封闭收藏之区域也，其所处地势较高，百姓都依靠着山陵居住，常处在风寒之冰天雪地的凛冽环境中，其民游牧多乐在野外处居生，而吃牛羊乳食，使身体内藏受寒变生胀满病；其治疗适宜用艾灸烧灼方法，所以，艾灸烧灼的治法者，亦从北方传过来的。南方者，气候温暖，乃是为天地之间万物所生发长养的境地，天地间阳气所充盛之处也，就会显为一片欣欣向荣的繁华之象矣；盖其南方的地势低下，水土薄弱，雾露之所易聚集的地方也；其百姓都爱吃酸味而食腐臭的食物，故其民皆致密腠理而肤带赤色，其所病是筋脉挛急易为痹，故其治法适宜于用微针；所以说，九针者，亦是从南方传播出来的。中央之地者，其地势平坦，所以是为之多潮湿，盖以具有天地间的良好自然环境，所以有利于生长乃使万物茂盛，物质资源也众多丰富；其民所吃的食物种类多杂，生活安逸而少劳作，故其所生之病多为痿弱、厥逆、寒热，其治法适宜导引按蹻；故导引按蹻者，亦是从中央之地域传出来的也；故高明的医生将众多的方法结合起来以治疾病，依据不同的病情，各得其所适宜之方法；故会有治病方法的所以有不同，而有其病的皆可治愈者，此是能得知其病之始末情况，可以知其治疗之大体原则的缘故也。

【原文之二百三十八】邪风之至。疾如风雨。故善治者治皮毛。其次治肌肤。其次治筋脉。其次治六腑。其次治五脏。治五脏者。半死半生也。(【素问·阴阳应象大论】)

【解读】邪风之犯至而伤害于人体，其速度之迅疾，犹如风雨的临至；故善治疾病的医工者，须以不失时机的治之于皮毛，其次乃去治肌肤，其次后治于筋脉，再其次后治于六府，当于最其次时，才治之以为五藏，待其治至于五藏者，已是为半死半生之地步也。

【原文之二百三十九】帝曰。夫病之始生也。极微极精。必先入结于皮肤。今良工皆称曰病成。名曰逆。则针石不能治。良药不能及也。今良工皆得其法。守其数。亲戚兄弟远近。音声日闻于耳。五色日见于目。而病不愈者。亦何暇不早乎。岐伯曰。病为本。工为标。标本不得。邪气不服。此之谓也。(【素问·汤液醪醴论篇】)

【解读】黄帝曰：夫在病之刚开始而所生成的时候也，先是极其轻微极其精小的，必先被邪气入犯于人体，而后有留结于皮肤之症情。如今有医术高明的良工者，皆称说病已生成，“名曰逆”而不可易治之，则施之以针刺砭石也不易能治愈，对证良药亦不能及之于病也。然尔当今的良工者，皆懂得和熟悉掌握其治病之法，守其病机而经其之数治，况且为亲戚兄弟远近亲疏的生病，其间关系极为密切，他们的音声，可谓每日闻听于耳中，面容五色的变化，亦能每天视见于眼目中，而乃病之仍不能治愈者，难道说，亦有何什么不为之及早的治疗乎。岐伯曰：病人是为本，医工是为标，标本之不得相配合，邪气自然不能被制服，此病之谓不易治愈的原因也。

【原文之二百四十】病之始起也。可刺而已。其盛可待衰而已。故因其轻而扬之。因其重而减之。因其衰而彰之。形不足者。温之以气。精不足者。补之以味。其高者。因而越之。其下者。引而竭之。中满者。泻之于内。其有邪者。渍形以为汗。其在皮者。汗而发之。其慓悍者。按而收之。其实者。散而泻之。审其阴阳。以别柔刚。阳病治阴。阴病治阳。定其血气,各守其乡。血实宜决之。气虚宜掣引之。(【素问·阴阳应象大论】)

【解读】在病的始起之时也,可用针刺之治而愈病;当其病势盛胜时,可待其邪势之得衰后,再施以针刺而使之病愈;故因其病轻之治,而施轻扬之法;因其病重之治,而用减泄之法;因其病体的气血虚衰,而用补虚之法,使其虚者彰显之为充盈也;形体的不足者,宜予温之以气阳的治法;精气的不足者,宜与投补以味厚的药物;其病位之在高者,于胸膈之上则可用吐法引导,因而使其越出之也;其病位之在下焦者,则可用通下的方法,是以"引而竭之"之也;其腹中的胀满者,当用泻下之方法,可以疏导于在内的闭塞不通;其有邪在表者,则取熏蒸或沐浴之法,可使渍其形以为有汗之出者,便是邪已去之也;其有邪之在皮毛者,可用汗法而发散之也;其病势急暴迅速者,可按其证候而获取制止收伏之法;其病之实者,当与消散之法,而取得其泻之功效;应当审察其病证之属阴属阳,则可以别其病之柔和刚;阳病则治之以阴,阴病则治之以阳；必确定其病之在血分或气分，血病之伤气，气病之伤血，照此各寻出其病之根由；血行之瘀实者，宜予破血化瘀之法以决逐之也；气虚之下陷者，宜用升提举陷之法掣引之。

【原文文二百四十一】寒者热之。热者寒之。微者逆之。甚者从之。坚者削之。客者除之。劳者温之。结者散之。留者攻之。燥者濡之。急者缓之。散者收之。损者温之。逸者行之。惊者平之。上之下之。摩之浴之。薄之劫之。开之发之。适事为故。(【素问·至真要大论】)

【解读】寒者以热之治，热者以寒之治；病之微者，以逆治之法；病之极甚者，以从治之法，如真寒假热，真热假寒。有病症瘕坚硬者，治以削散之法，软坚散结而推动之也；有客气外来之病邪者，当用疏解之法祛除之；有久劳成疾者，则以温补调养法治之；病起于情绪郁结者，应用舒郁散结之法；有积聚之留着者，则可取之以攻法；病之干燥者，当用以濡润之法；病之拘急紧张者，则治以和缓之法；身体之元气被耗散者，治之以固涩而收敛之法；其有受损之亏弱者，当用温补之法；安逸过度而不动作者，气滞脉凝失之宣畅，应当注意适当的多参加活动，乃以行之其血气；情志之受惊者，使心神志意有所变动，可治以平定之法；病在上之，吐法治之；病在下之，泻法用之；至此尚有按摩之法，水浴之法，内迫去病之法，此外还有劫夺之法，多用于疟病之截断，以及开宣之法和透发之法等。以上的治病诸法，皆是以中病为度，医工当照此合宜治病，始可为愈病之根本缘故也。

【原文之二百四十二】帝曰。何谓逆从。岐伯曰。逆者正治。从者反治。从少从多。观其事也。帝曰。反治何谓。岐伯曰。热因寒用。寒因热用。塞因塞用。通因通用。必伏其所主。而先其所因。其始则同。其终则异。可使破积。可使溃坚。可使气和。可使必已。（【素问·至真要大论】）

【解读】黄帝曰：什么叫逆从。岐伯曰：逆者是正治，从者是反治。关于所用的药，应以从少或从多，当观其病证而具体决定之也。黄帝曰：反治是何谓之法。岐伯曰："热因寒用"，凡属热性的病因，要用寒性的药治疗。"寒因热用"，凡属寒性的病因，要用热性的药治疗。凡由虚者而致塞的病因，须以塞虚的方法，而用以补虚的药物治疗，故曰"塞因塞用"。凡由实者而致通的病因，须以攻实的方法，而用以通实的药物治疗，故谓"通因通用"。治病必从制伏其所病的根本，辨其真假，而先探其所病的原因。在其开始治病时，有药性与病候之表现，则看似是为相同的，然其至于最终的时候，此药性与病候之表现，则却是为之相异。如此者，可使破除积聚，可使溃散坚结，可使血气调和，可使疾病为之必愈也。

【原文之二百四十三】帝曰。论言治寒以热。治热以寒。而方士不能废绳墨。而更其道也。有病热者。寒之而热。有病寒者。热之而寒。二者皆在。新病复起。奈何治。岐伯曰。诸寒之而热者取之阴。热之而寒者取之阳。所谓求其属也。(【素问·至真要大论】)

【解读】黄帝曰:就论治病的过程所言,治寒之病当用以热药,治热之病当用以寒药,而此恰是医生皆知而不能废弃的法度,而更不会将其规律改变而背道之也。有病属热者,用寒药之治而热反更剧;有病属寒者,用热药之治而寒反更甚。原来两者之病症皆仍在,新病复起作,应作如何之治疗。岐伯曰:诸以寒药之治热,而热之续在者,则取之于补阴的不足。诸以热药之治寒,而寒之续在者,则取之于补阳的亏虚。所谓治病必求其属本之道理也。

【原文之二百四十四】气反者。病在上。取之下。病在下。取之上。病在中。傍取之。治热以寒。温而行之。治寒以热。凉而行之。治温以清,冷而行之。治清以温。热而行之。故消之。削之。吐之。下之。补之。泻之。久新同法。(【素问·五常政大论】)

【解读】所谓之"气反者",指病之标本不相谋合也;本在此而标于彼的状况,则在方法上要有所改变,从而采取不同的治法。病在上者,取之以治其下;病在下者,取之以治其上；病在中者，从四傍而取之以治；治热之病则以寒药，服药之法须取温而行之；治寒之病则以热药，服药之法须取凉而行之；治温之病则以清药，服药之法须取冷而行之；治清冷之病则以温药，服药之法须取热而行之。盖其病之众多，故有消法之治积滞，削法之攻坚积，吐法之治上实，下法之治下实，补法之治虚证，泻法之治实证。然无论久新之病，皆不外乎同上诸法之治也。

【原文之二百四十五】善用针者。从阴引阳。从阳引阴。以右治左。以左治右。以我知彼。以表知里。以观过与不及之理。见微得过。用之不殆。（【素问・阴阳应象大论】）

【解读】医工擅长于用针刺之治病者，其病之在阳者，则从阴分去引阳分之邪；其病之在阴者，则从阳分去引阴分之邪。其病在左侧者，则以右侧穴位以治左病；其病在右侧者，则以左侧穴位以治右病。是以医者的自我正常，用以去比对病人者，则可以知其的异常，可以从表而推知里内的情形，可以观察邪正的太过与不及之道理，可察见其病的始微，始能立刻得到不错过良机的治疗，善于能用此之法者，就可以不会有疾病使生命之受到危险了。

【原文之二百四十六】病之中外何如。岐伯曰。从内之外者。调其内。从外之内者。治其外。从内之外而盛

于外者。先调其内而后治其外。从外之内而盛于内者。先治其外而后调其内。中外不相及。则治主病。(【素问·至真要大论】)

【解读】关于疾病之原因，可有在内中及在外部之相互关连状况，此应如何去治之。岐伯曰：从内部原因所引发之外部的病者，应当调其在内的病因。从外部原因所引发之内部的病者，应当治其外在的病因。从内在之原因致外病，而症状盛于外者，先调治其在内的病因，而后治其外在的症状。从外在之原因致内病，而症状盛于内者，应先治其外在的病因，而后再调治其在内之病。内中与外部二者之皆不相互关及者，则应当治其的主病。

【原文之二百四十七】黄帝问曰。病有标本。刺有逆从。奈何。岐伯对曰。凡刺之方。必别阴阳。前后相应。逆从得施。标本相移。故曰。有其在标而求之于标。有其在本而求之于本。有其在本而求之于标。有其在标而求之于本。故治有取标而得者。有取本而得者。有逆取而得者。有从取而得者。故知逆与从。正行无问。知标本者。万举万当。不知标本。是谓妄行。(【素问·标本病传论】)

【解读】黄帝问曰：病有在标和在本之区分，针刺之法，有逆治和从治的分别，其中的道理是为之何如。岐伯对曰：凡针刺之方法，必须辨别其病之在阴经或阳经，还要知道经络前后的相应互用关系，逆治或从治之法得以相施，治标和治本选择相宜之法。故曰：有其病在标而求治之于标，有其病在本而求治之于本，有其病在本而求治之于标，有其病在标而求治之于本。故治病有取治标而得效者，有取治本而得效者，有以逆取之治而得效者，有以从取之治而得效者；故须知逆治与从治之法，并能以正确施行而无疑问之也。是以知道标本二者之关系，就能"万举万当"，屡治屡验；其不知标本之关系者，"是谓妄行"之乱治也。

【原文之二百四十八】夫阴阳逆从。标本之为道也。小而大。言一而知百病之害。少而多。浅而博。可以言一而知百也。以浅而知深。察近而知远。言标与本。易而勿及。治反为逆。治得为从。(【素问·标本病传论】)

【解读】夫人形体的疾病，有属阴属阳之分，其治法有逆治与从治之别，故以辨其标本之法，是为治病的大道也，此看似乎小而关之于病可向愈，诚为有极大的关系也；可从言其一而知百病之害，从少而可知多，由浅薄而知博厚，可以有言之其一，而可知其百的那般之也；是以浮浅而知精深，察其近而知其远。故言其标与本的道理，看似容易懂得且也很简单，然而要真正熟悉和掌握，并能得之为恰到好处，却是并勿一定都是能达及之至也；倘其治之不当，用药的相反，则其病必变之为逆也；故治之以得当者，则病变为轻而从愈之也。

【原文之二百四十九】先病而后逆者治其本。先逆而后病者治其本。先寒而后生病者治其本。先病而后生寒者治其本。先热而后生病者治其本。先热而后生中满者治其标。先病而后泄者治其本。先泄而后生他病者治其本。必且调之。乃治其他病。先病而后生中满者治其标。先中满而后烦心者治其本。人有客气有同气。小大不利治其标。小大利治其本。病发而有余。本而标之。先治其本。后治其标。病发而不足。标而本之。先治其标。后治其本。谨察间甚。以意调之。间者并行。甚者独行。先小大不利。而后生病者治其本。(【素问·标本病传论】)

【解读】先有病而后生呕逆者，治其先有病为之本；先呕逆而后生它病者，治其呕逆为之本；先有寒而后生它病者，治其寒为之本；先有病而后生寒者，治其先有病为之本；先有热而后生它病者，治其热为之本；先有热而后生中满者，治其中满为之标；先有病而后生泄泻者，治其先有病为之本；先有泄泻而后生他病者，治其泄泻为之本；故必须分清标之与本，且欲把握好孰先与孰后，而再议其调治之法，乃可治之其他的病。先有病而后生中满者，先治其中满是为之标；先中满而后有烦心者，先治其中满是为之本。人有感受外来客气的致病，也有感受四时的主气之为病，即有同气所致而得其病之不同。小大二便不利，当“治其标”而通二便，小大二便通利，须治其之本病。疾病发生的原因属于受邪者，而邪气有余是为之本，它证是为之标，先治邪气是为其本，后再议治它证是为其标，此意谓“本而标之。先治其本。后治其标”。其受邪致病的发生，是由正气不足的原因，故而正气不足是为之本，其邪气的侵犯是为之标，故应先治其邪气，后再议治其正气的不足，是意谓之“标而本之。先治其标。后治其本”。严谨仔细的审察疾病，观其轻重缓急之状况，务能达到以心中的了然明白，再可施以调治之；病情之轻浅者，则为标本的同治；病情之严重剧甚者，则施单独全力而为专行之治。先病以小大二便的不通利，而后生其它之病者，务先通调二便以“治其本”。

【原文之二百五十】帝曰。有毒无毒。服有约乎。岐伯曰。病有久新。方有大小。有毒无毒。固宜常制矣。大毒治病。十去其六。常毒治病。十去其七。小毒治病。十去其八。无毒治病。十去其九。谷肉果菜。食养尽之。无使过之。伤其正也。不尽。行复如法。(【素问·五常政大论】)

【解读】黄帝曰：药物的有毒与无毒，在服用时有何制约规定乎。岐伯曰：患病时间有久和有新，处方药味有大有小，药物分为有毒和无毒，服用药物治病，须有固定合宜的常态化规范，并且去制定遵守之矣。大毒是用毒性猛烈的药去治病，十分的病已去之其六就停药；常毒是用毒性普通的药去治病，十分的病已去之其七就停药；小毒是用毒性轻微的药去治病，十分的病已去之其八就停药；无毒是用无毒性的药去治病，十分的病已去之其九就停药。此外还有谷类、肉类、果类、蔬菜类等，是以食物去调养，使余邪尽除之而得以身体的康复。要避免使用药物太过之治疗，以免伤伐其人体的正气也。病邪之不尽去除者，可以再行重复的治疗，如之前法矣。

【原文之二百五十一】毒药攻邪。五谷为养。五果为助。五畜为益。五菜为充。气味合而服之。以补精益气。(【素问·藏气法时论】)

【解读】用毒药可以去攻除病邪；用五谷之为食，可去将养五藏的精气；用五果之为助食，可去养益人体；用五畜之为益补，可去养长人体；用五菜之为充填，可去调养人体；如此者，常宜以气味的和合，而服之适量者，可以得到补精益气者之效验也。

【原文之二百五十二】帝曰。非调气而得者。治之奈何。有毒无毒。何先何后。愿闻其道。岐伯曰。有毒无毒。所治为主。适大小为制也。帝曰。请言其制。岐伯曰。君一臣二。制之小也。君一臣三佐五。制之中也。

君一臣三佐九。制之大也。(【素问·至真要大论】)

【解读】黄帝曰：其病之不用调气法，而可得痊愈者，其治之法是为如何。药物的有毒与无毒，何为之先用以及何为之后用，愿闻听其中的使用道理是什么。岐伯曰：有毒无毒的药物应用，是以适合所治之病为主，合适的方剂之大小，是按其病为依据所制定也。黄帝曰：请讲其方剂制定的原则是如何。岐伯曰：君药一味，臣药二味，制定之为小方也；君药一味，臣药三味，佐药五味，制定之为中方也；君药一味，臣药三味，佐药九味，制定之为大方也。

【原文之二百五十三】方制君臣。何谓也。岐伯曰。主病之谓君。佐君之谓臣。应臣之谓使。非上下三品之谓也。帝曰。三品何谓。岐伯曰。所以明善恶之殊贯也。(【素问·至真要大论】)

【解读】方剂的制成有君臣之别，如何去解说其中的道理也。岐伯曰：主治其病之药是谓君，辅佐君药之药是谓臣，顺应臣药之药是谓使，此非朝堂的君臣上下三品之称谓也。黄帝曰：那三品是为何等的说法。岐伯曰：其三品者，所以表明的只是药性之善恶，也是替代药物不同分类之特殊的贯常说法也。

【原文之二百五十四】帝曰。气有多少。病有盛衰。

治有缓急。方有大小。愿闻其约奈何。岐伯曰。气有高下。病有远近。证有中外。治有轻重。适其至所为故也。大要曰：君一臣二。奇之制也。君二臣四。偶之制也。君二臣三。奇之制也。君二臣六。偶之制也。故曰。近者奇之。远者偶之。汗者不以奇。下者不以偶。补上治上。制以缓。补下治下。制以急。急则气味厚。缓则气味薄。适其至所。此之谓也。病所远。而中道气味之者。食而过之。无越其制度也。是故平气之道。近而奇偶。制小其服也。远而奇偶。制大其服也。大则数少。小则数多。多则九之。少则二之。奇之不去则偶之。是谓重方。偶之不去。则反佐以取之。所谓寒热温凉。反从其病也。(【素问·至真要大论】)

【解读】黄帝曰：五运六气各有太过与不及，病症之状势是为有盛或有衰，治疗原则是为有缓有急，方剂组成是以有大和有小，愿闻听你讲述其中的制约规定为如何。岐伯曰：病气的部位有高下之不同，疾病的位置有远近之分别，证候有内外表里之相异，治病之法更是有轻或有重，是以药性恰好到达至其病所为标准也。《大要》曰：君药一味，臣药两味，是为奇方的制法也。君药二味，臣药四味，是为偶方的制法也。君药两味，臣药三味，是为奇方的制法也。君药二味，臣药六味，是为偶方的制法也。故曰。病位近者，用奇方之治。病位远者，用偶方之治。用汗法者，不以奇方之治。用下法者，不以偶方之治。补益其上和治上之病者，制方宜以缓。补益其下和治下之病者，制方宜以急。急的药性则是气味浓厚，缓的药性则是气味淡薄。故应选择其对证适宜的药物，使其药性至病的所在部位而病愈，此就是所指之意思也。病之部位所在远于肠胃，而药物方行至胃脘部的中道时，其气味之作用就会发生者，则要用进食的方法，而去促进药物通过之胃部，达到其病之所在的部位，不可以违反其所制定的法度也。是故用恰当方法治病之道理所指，在病位近而应用奇方或偶方治病时，所定方剂的药量应制小其服之也。在病位远而应用奇方或偶方治病时，所定方剂的药量应制大其服之也。方剂大的则是药味数少而剂量重，方剂小的则是药味数多而剂量轻。味数多则可用至九味之方，味数少的则是用二味之方。用奇方之治而病不去者，则用偶方之治，此"是谓重方"也。用偶方之治，病仍不去者，则用反佐以取之其治。所谓反佐是谓之用的佐药，其性味之寒热温凉，反顺从其病之寒热温凉，是以二者所属相同为一致也。

【原文之二百五十五】服寒而反热。服热而反寒。其故何也。岐伯曰。治其王气。是以反也。帝曰。不治王而然者。何也。岐伯曰。悉乎哉问也。不治五味属也。夫五味入胃。各归所喜攻。酸先入肝。苦先入心，甘先入脾。辛先入肺。咸先入肾。久而增气。物化之常也。

气增而久。夭之由也。(【素问·至真要大论】)

【解读】病热当服寒药而反仍热,病寒应服热药而反仍寒,其中的原故是如何也。岐伯曰:医者只治其气之偏亢方面,却忽略了其病的根本,是来自于虚弱的方面,是以导致相反的结果也。黄帝曰:有些病不是治偏亢之气,而仍然见此状况者,是为何之原因也。岐伯曰:此是个提得非常详细乎的问题也。并不去治偏亢之气,出现此状况的缘故者,是以不掌握五味的各自属性之调节也。凡饮食五味入胃中,各自归走入其所相关之藏,分别对藏气发挥其各自的作用,有的藏气是会得其之补益,而有的藏气却是受其之攻伐。故曰:酸味先归入至肝,苦味先归入至心,甘味先归入至脾,辛味先归入至肺,咸味先归入至肾。故长久偏食五味中的某味者,则会造成其味之出现偏胜,而使某藏之气增加,最终则可形成偏亢,这是符合事物变化之常度也。故当某藏气偏胜增加,而有时间的太过久时,此是导致生命夭折之由来也。

【原文之二百五十六】五味阴阳之用何如。岐伯曰。辛甘发散为阳。酸苦涌泄为阴。咸味涌泄为阴。淡味渗泄为阳。六者。或收。或散。或缓。或急。或燥。或润。或软。或坚。以所利而行之。调其气。使其平也。(【素问·至真要大论】)

【解读】药物的五味,具有属阴属阳之区分,其功用分别是为何如。岐伯曰：其药之辛甘发散是为之属阳；其药之酸苦涌泄是为之属阴；其药之咸味涌泄是为之属阴；其药之淡味渗泄是为之属阳。此六者是为之辛甘酸苦咸淡也，具有或收敛，或发散，或缓和，或急下，或燥湿，或润泽，或软坚，或坚固，故可以选择有所利于病情的药物，而行之于施治，调其之病气，补其之元气，使其阴阳可以得之平衡也。

【原之二百五十七】黄帝问曰。妇人重身。毒之何如。岐伯曰。有故无殒。亦无殒也。帝曰。愿闻其故何谓也。岐伯曰。大积大聚，其可犯也。衰其大半而止。过者死。(【素问·六元正纪大论】)

【解读】黄帝问曰：妇人在怀子时，须用有毒之药物去治病，该是何如之用药。岐伯曰：当孕妇所患有的疾病，其必需要用药物去治疗者，在对症下药的前提下，是不会对其母体有所产生危害，亦不会伤害到胎儿者也。黄帝曰：我愿闻听其中的道理，是如何之说法也。岐伯曰：孕妇有大积大聚的实证时，其确定可用药性峻猛的药物去攻伐之也，然当其病情已得衰减至大半时，而应立即停止再用药物去攻伐，如攻伐之太过者，也是会导致其死亡的。

【原文之二百五十八】治痿者。独取阳明何也。岐伯曰。阳明者。五藏六腑之海。主润宗筋。宗筋主束骨而

利机关也。(【素问·痿论】)

【解读】治其痿症者,用独取阳明的方法,是如何之道理也。岐伯曰:阳明者,是“五藏六府之海”,接纳水谷,变为气血,充养身体,故阳明胃府是五藏六府精气来源的供给者也,主润泽滋养宗筋,宗筋的功能是为主之以约束骨骼,而有利于关节动作机能的灵活也。

【原文之二百五十九】一曰治神。二曰知养身。三曰知毒药为真。四曰制砭石小大。五曰知府藏血气之诊。五法俱立。各有所先。今末世之刺也。虚者实之。满者泄之。此皆众工所共知也。若夫法天则地。随应而动。和之者若响。随之者若影。道无鬼神。独来独往。(【素问·宝命全形论】)

【解读】医工之用针刺为病人治病,须要全面掌握治疗的五个要点,其一曰,要在诊治病人时其精神状态须专心。其二曰,须知保养好自已的身体为平人。其三曰,要熟悉知晓药物性能应用而为其辨真假。其四曰,须制有砭石小大以作备用。其五曰,要知道疾病在府在藏及血气之诊治方法。五法俱立是成为至关之重要,且为各有所须先去掌握。如今世医之针刺治病也,关乎虚者补之,实之当泻,中满者须泄之,此治法皆为众多医工的所共知也,若再取效法于天地阴阳之规律,随机应变而动施治之法,其所得之效验者,如若响之斯应,如形随之者,若见影子般的那么快。故此之道理者，就是说，并非会有什么鬼神之支使在作祟，然却似有独来独往般的那样如意神奇也。

【原文之二百六十】病先起于阴者。先治其阴。而后治其阳。病先起阳者。先治其阳。而后治其阴。……。阴盛而阳虚。先补其阳。后泻其阴而和之。阴虚而阳盛。先补其阴。后泻其阳而和之。(【灵枢·终使篇】)

【解读】病之发生先起于阴经者，先治其阴经而后治其阳经。病之发生先起于阳经者，先治其阳经而后治其阴经。……。三阴三阳经气的虚实，阴盛而阳虚者，先补其阳经之虚，后泻其阴经之实，而取得阴阳两经的调和之属。阴虚而阳盛者，先补其阴经之虚，然后泻其阳经之实，而取得阴阳两经的调和之属。

【原文之二百六十一】诸寒之而热者取之阴。热之而寒者取之阳。所谓求其属也。(【素问·至真要大论】)

【解读】用诸寒药之治热病而热不去者，法当取之于治阴的不足。用诸热药之治寒病而寒不去者，法当取之于治阳的亏虚。此是所谓从根本上去探求其属性也。(说明：本条与前原文 243 之后半条，小有重复，为保原貌，故不删除。)

【原文之二百六十二】形肉已夺。是一夺也。大夺血

之后。是二夺也。大汗出之后。是三夺也。大泄之后。是四夺也。新产及大血之后。是五夺也。此皆不可泻。(【灵枢·五禁篇】)

【解读】凡用针刺之泻法的禁忌症状，可归纳有五类，其形体肌肉瘦削已极夺者，“是一夺也”。在大量的失夺阴血后，“是二夺也”。在大汗的淋漓出后，“是三夺也”。在大泄大泻之后，“是四夺也”。有新产的妇人及大出血之后，“是五夺也”。凡此症情皆不可以用刺泻之治法。

【原文之二百六十三】故曰。上取下取。内取外取。以求其过。能毒者以厚药。不胜毒者以薄药。此之谓也。(【素问·五常政大论】)

【解读】故曰：其病在上取之治上，其病在下取之治下；其病在内取之治内，其病在外取之治外；须是以探求其病之根本原因去施治。身体强壮而能耐毒者，治以药性峻烈的厚味药；身体单薄而不胜毒性峻烈者，治以味薄性缓和之药物，务须遵照此法之治谓是也。

【原文之二百六十四】拘于鬼神者。不可与言至德。恶于针石者。不可与言至巧。病不许治者。病必不治。治之无功矣。(【素问·五藏别论】)

【解读】病人拘于相信鬼神者，此不可与其言及至德的医理去进行劝导。病人害怕于针刺砭石者，更不可与其言及针石至巧的治病奥秘。病家的本意为不允许去治者，其病必不可去勉治，倘给之以强治者，亦必为之无功矣。

【原文之二百六十五】帝曰。善。治之奈何。岐伯曰。……风淫于内。治以辛凉。佐以苦。以甘缓之。以辛散之。热淫于内。治以咸寒。佐以甘苦。以酸收之。以苦发之。湿淫于内。治以苦热。佐以酸淡。以苦燥之。以淡泄之。火淫于内。治以咸冷。佐以苦辛。以酸收之。以苦发之。燥淫于内。治以苦温。佐以甘辛。以苦下之。寒淫于内。治以甘热。佐以苦辛。以咸泻之。以辛润之。以苦坚之。(【素问·至真要大论】)

【解读】黄帝曰：说得好，其治之法是为之如何。岐伯曰：……风邪之淫犯于体内，治之以辛凉，佐之以苦味，且以甘味而缓之其急变，用以辛味而疏散其之邪风。热邪之淫犯于体内，治之以咸寒，佐之以甘苦，且以酸味而收之为敛也，用以苦味而发散其之热邪。湿邪之淫犯于体内，治之以苦热，佐之以酸淡，且以苦味而燥之其湿邪秽浊，用以淡味而渗泄其湿邪之黏着。火邪之淫犯于体内，治之以咸冷，佐之以苦辛，且以酸味收之而为敛也，用以苦味而发之其火邪的炎烈。燥邪之淫犯于体内，治之以苦温，佐之以甘辛，且以苦味下之而为泄出者是也。寒邪之淫犯于体内，治之以甘热，佐之以苦辛，且以咸味而为之泻也，用以辛味而润之者，更以苦味而坚之其阴矣。

【原文之二百六十六】黄帝问曰：有病心腹满。旦食则不能暮食。此为何病。岐伯对曰。名为鼓胀。帝曰。治之奈何。岐伯曰。治之以鸡矢醴。一剂知。二剂已。帝曰。其时有复发者何也。岐伯曰。此饮食不节。故时有病也。虽然其病且已。时故当病。气聚于腹也。(【素问·腹中论】)

【解读】黄帝问曰：有种病为心腹的胀满，早晨吃过食物后，则不能在晚上吃食物，此为何之疾病耶。岐伯对曰：此病名为鼓胀。黄帝曰：治疗此病用之为何法。岐伯曰：治之以鸡矢醴散，服一剂就能有疗效，服二剂病就好了。黄帝曰：其过一段时日后，仍会有复发者，此为何原因也。岐伯曰：此以病愈之后，在饮食方面的不注意调节，故为过一段时日后，就会有此病的复发也。虽然其胀满之为病，且已有所好转，然由饮食方面的一时疏忽，勿加以节制的缘故，当然会有其病之复作，此为病气之复聚而滞于腹中是也。

【原文之二百六十七】帝曰。有病胸胁支满者。妨于食。病至则先闻腥臊臭。出清液。先唾血。四肢清。目眩。时时前后血。病名为何。何以得之。岐伯曰。病名血枯。此得之年少时。有所大脱血。若醉入房中。气竭肝伤。故月事衰少不来也。帝曰。治之奈何。复以何术。岐伯曰。以四乌鲗骨一芦茹。二物并合之。丸以雀

卵。大如小豆。以五丸为后饭。饮以鲍鱼汁。利肠中及伤肝也。(【素问·腹中论】)

【解读】黄帝曰：有种病的证候是为胸胁胀满者，并且会有妨碍于平常的饮食，其病发至于鼻，则先闻到腥臊之臭气，流出清稀涕液，先于唾液中见血，四肢清冷，眼目作眩，时时有大小便的出血，此病之名是为何者也，何以会得此之病哉。岐伯曰：此病之名曰血枯，此病得之于年少之时，曾有所大脱血的病况后，而留下的祸根；若再于酒醉后入房帏中行事，必为精气耗竭，肝血伤损，故月事行量衰少乃至不来临也。帝曰：其病的治疗应从何之着手，欲复血气使经临转至为正常，应当用何之治法。岐伯曰：处以四份乌鲗骨，一份芦茹，二味药物并合之研成粉末，为丸之配料是以雀卵，其大小之形如小豆状，每次以五丸，是为空腹时吞下后再吃饭，且饮之以鲍鱼汤汁伴送进服，则有利于至入肠中，以及可以补益已受损伤之肝血也。

【原文之二百六十八】帝曰。有病口甘者。病名为何。何以得之。岐伯曰。此五气之溢也。名曰脾瘅。夫五味入口。藏于胃。脾为之行其精气。津液在脾。故令人口甘也。此肥美之所发也。此人必数食甘美而多肥也。肥者令人内热。甘者令人中满。故其气上溢。转为消渴。治之以兰。除陈气也。(【素问·奇病论】)

【解读】黄帝曰：有种病可觉口中有甘甜之味者，此病之名是为何，何以会得之也。岐伯曰：此为五藏中土气之满溢也，故病之“名曰脾瘅”。夫谷食的五味进入口中，贮藏于胃中变化为食糜精微，脾为之行其精气，土卑则失津液在脾中敷布输化之常，故令人的口中常会觉有甘甜之味也，此为肥美食物所引发之起也，此人必为经常多食甘美而吃肥腻之物也，肥腻者，可令人生内热，甘美者，则令人至中焦浊气壅滞而生腹中胀满，故使浊气淫热之上溢泛出，其病进一步可转为消渴，治之以兰草，可以驱除陈腐之浊气也。

【原文之二百六十九】帝曰。有病怒狂者。此病安生。岐伯曰。生于阳也。帝曰。阳何以使人狂。岐伯曰。阳气者。因暴折而难决。故善怒也。病名曰阳厥。帝曰。何以知之。岐伯曰。阳明者常动。巨阳少阳不动。不动而动大疾。此其候也。帝曰。治之奈何。岐伯曰。夺其食即已。夫食入于阴。长气于阳。故夺其食即已。使之服以生铁洛为饮。夫生铁洛者。下气疾也。（【素问·病能论】）

【解读】黄帝曰：有种病在大怒后则变为发狂者，此病是怎么会发生的。岐伯曰：病生于阳之偏亢也。黄帝曰：阳气为何可以使人发狂。岐伯曰：阳气者，因突然受到精神严重挫折，而难以解决之时者，故会郁结之而善于动怒也，“病名曰阳厥”。黄帝曰：何以知之会使人发狂。岐伯曰：正常人之阳明经脉者常为明显跳动，太阳少阳经脉是为隐微之似不动也，不动而卒然动以大疾之至著者，就此有其发狂之证候也。黄帝曰：关于治疗之法，奈为之如何应对。岐伯曰：劫夺其谷食五味之进入过度，当限止其饮食于减少时，即可使狂病被抑制而不作之是也；夫谷食进入胃中变化为精气属于阴，阴者，可长养其气使之变为于阳，故当劫夺其谷食后，即可抑制其狂病之为已；再使病者之服以生铁洛为饮，夫生铁洛者，具有下泄阳气以散郁结之迅快效能也。

【原文之二百七十】有病身热解惰。汗出如浴。恶风少气。此为何病。岐伯曰。病名曰酒风。帝曰。治之奈何。岐伯曰。以泽泻。术各十分。麋衔五分。合以三指撮为后饭。（【素问·病能论】）

【解读】有种病为证见身发热，并四肢瘫软疲乏无力，汗出淋漓之多似如沐浴之水，且见以怕风和呼吸少气，凡此应为何之病矣。岐伯曰：此“病名曰酒风”。黄帝曰：治之有何法。岐伯曰：可以用泽泻，白术各十份，麋衔五份，共和合后以研为粉末，每次的服用剂量以三指撮为计算，先吞下后再去吃饭。

【原文之二百七十一】邪客于手足少阴太阴足阳明之

络。此五络。皆会于耳中。上络左角。五络俱竭。令人身脉皆动。而形无知也。其状若尸。或曰尸厥。……。鬄其左角之发方一寸燔治。饮以美酒一杯。不能饮者灌之。立已。(【素问·缪刺论】)

【解读】邪气客薄于手少阴,足少阴,手太阴,足太阴,足阳明诸经脉之络,此五络者,皆聚会于耳中,上络于左侧头角,此五络之气俱竭者,则令人身体之经脉皆为之受干动,而使形体却无所知觉也,其状若死尸,或曰尸厥,……。可取以剃剪其头侧左角之头发,如此的大小状约为方一寸,经加燔炙后,研为粉末吞服以治,饮之以美酒一杯,若不能自饮者,可以灌而进饮之,此病则可立愈。

【原文之二百七十二】黄帝曰。余闻五疫之至。皆相染易。……。岐伯曰。……。欲将入于疫室。……。然后可入于疫室。……。又一法。小金丹方。辰砂二两。水磨雄黄一两。叶子雌黄一两。紫金半两。……炼白沙蜜为丸。如梧桐子大。……。冰水下一丸。和气咽之。服十粒。无疫干也。(【素问·刺法论】)

【解读】黄帝曰:我听说五疫之来至,皆会相互传染,而且非常容易。……。岐伯曰:……。在想要将进入于有疫之居室前,……,必须要先有防范的严密措施,然后再可以进入于有疫的居室中。……。防范疫病传染的方法很多,又有一法,名曰“小金丹方”的丸药,其处方的组成为辰砂二两，水磨雄黄一两，叶子雌黄一两，紫金半两。……炼白沙密为丸，如梧桐子大，……，用冰水服下一丸，调和气息吞咽下之，每服十粒，就无疫邪之干犯也。

【原文之二百七十三】黄帝曰。药熨奈何。伯高曰。用淳酒二十升。蜀椒一升。干姜一斤。桂心一斤。凡四种。皆㕮咀。渍酒中。用绵絮一斤。细白布四丈。并内酒中。……。则用之生桑炭炙巾。以熨寒痹……。令热入至于病所。寒复炙巾以熨之。三十遍而止。汗出。以巾试身。亦三十遍而止。起步内中。无见风。……。如此病已矣。此所谓内热也。(【灵枢·寿夭刚柔】)

【解读】黄帝曰：用药物去熨肤的方法是如何之也。伯高曰：用淳酒二十升，蜀椒一升，干姜一斤，桂心一斤，凡此四种药，皆应㕮咀捣碎，浸渍于酒中，用丝绵絮一斤，细白布四丈，共并纳于酒中。……。则用之生桑炭火加热布巾，然后以熨于寒痹之病处……。令热气入至于病之所在，冷却后再将复加热的布巾以熨之，凡熨以三十遍而方止之，有汗出者，可以用干布巾试以揩干身汗，亦揩之以三十遍而止之，再起来走步于内室中，不可遇见于风。……。如此者，其病为之已愈矣，此所谓的用治之法，是与内有寒热之病邪类相同的也。

【原文之二百七十四】有热则筋弛纵。缓不胜收故

僻。治之以马膏。膏其急者。以白酒和桂。以涂其缓者。以桑钩钩之。(【灵枢・经筋】)

【解读】面颊部有所受之病气于热者,则使筋弛纵缓而疲软无力,缓则乃不能胜任其拉收,故使口角之歪斜而为偏于一侧之喎僻矣;治之以马油膏,涂擦其病患处之拘急,再以白酒调和桂粉,用以涂沫其弛缓之部位者,并以桑钩的钩于口角者之是也。

【原文之二百七十五】今厥气客于五藏六府。则卫气独卫其外。行于阳。不得入于阴。行于阳则阳气盛。阳气盛则阳蹻陷。不得入于阴。阴虚。故目不瞑。……饮以半夏汤一剂。阴阳已通。其卧立至。……。取其清五升。煮之。炊以苇薪。火沸。置秫米一升。治半夏五合。徐炊。……。饮汁一小杯。日三……。以知为度。故其病新发者。复杯则卧。汗出则已矣。久者。三饮而已也。(【灵枢・邪客】)

【解读】今见厥逆之气客留于五藏六府者,则卫气独行以卫其外,行于阳分,而不得入行于阴分;循行于阳分则阳气盛亢,阳气亢盛则阳蹻之脉气不利,卫气不得随入于阴分,其为阴虚者,故目不能闭合入睡,……。则当饮之以半夏汤一剂,乃使阴阳之行得到已交通,其睡意则可见立至者之是也。……。取其清澄之水五升,煮之,所用的柴火是燃之以苇薪,待火烧至水沸,就可放置秫米一升，加入已炮制的半夏五合，文火徐徐炊煮。……。故当饮服药汁一小杯，日服三次……。是以知效验为度。故其病之新发者，可在服药之后，则立刻卧之以入睡，于汗出之后，则为病已好矣；其病之久者，须经三剂之服饮，而病可痊愈之也。

【原文之二百七十六】发于胁。名曰败疵。败疵者。女子之病也。……。其病大痈脓。治之。其中乃有生肉。大如赤小豆。剉薐翘草根各一升。以水一斗六升煮之。竭为取三升。则强饮厚衣。……。令汗出至足已。(【灵枢·痈疽】)

【解读】发于胁部的疽，“名曰败疵”，所谓的败疵者，是为“女子之病也”。……。其病可以变为大痈且化脓，此时予以治疗之也，可见其痈中乃有从内生出之肉，状大如赤小豆，当用剉薐翘草根各一升，加入以水为一斗六升煮之，完毕后挤出其所得之液汁，直至将其竭之为尽，共取之三升，乘热时则令人强服进饮，多加厚衣穿上，……，令得汗出至足部就可愈之矣。

【原文之二百七十七】岐伯曰：痈发于嗌中。名曰猛疽。猛疽不治。化为脓。脓不泻。塞咽。半日死。其化为脓者。泻则合豕膏。冷食。三日而已。(【灵枢·痈疽】)

【解读】岐伯曰：痈病之发于咽嗌中者，“名曰猛疽”。

病猛疽之得不到及时的治疗，则化为脓液，脓汁毒液不得泻之于向外的排出，因其壅堵之而塞于咽中者，半日可死。若其已有化为脓者，先以刺法之排泻脓毒，则于口中配合豕膏的含化，饮之以冷食，三日而病可至愈之也。

【原文之二百七十八】黄帝问曰。为五谷汤液及醪醴奈何。岐伯对曰。必以稻米。炊之稻薪。稻米者完。稻薪者坚。……。帝曰。上古圣人作汤液醪醴。为而不用何也。岐伯曰。自古圣人之作汤液醪醴者。以为备耳。夫上古作汤液。故为而弗服也。中古之世。道德稍衰。邪气时至。服之万全。帝曰：今之世不必已何也。岐伯曰。当今之世。必齐毒药攻其中。镵石针艾治其外也。(【素问·汤液醪醴论】)

【解读】黄帝问曰：如今之为将五谷制成汤液及醪醴是如何之样者。岐伯对曰：必须以有稻米为原料，其燃火之原料，当以稻杆茎叶为薪者之是也；故稻米者，是以为天地二气合璧完成之德也，然其稻杆之作柴薪者，是为之形状坚实也。……。黄帝曰：上古圣人制作成汤液醪醴，虽已为制成而不去用其者，是为何之原因也。岐伯曰：自从上古圣人之制作成为汤液醪醴者，乃用之以为备耳。夫上古之制作汤液，故用为备之于所需时而弗急服之也。然中古时期之世风，言其养生之风渐衰不讲究，虽有邪气之时常临至，在服用之这些汤液醪醴后，亦皆可获之于全验。帝曰：为何当今之时世，有病而服用汤液醪醴之后，其病不会必定之为愈者，此是为何之道理也。岐伯曰：当今之时世也，其临于治病之时者，必定以齐集众多的毒药，攻伐其所中之邪气，添以砭石、针刺、艾灸之法术，共治于其外者之是也。

【原文之二百七十九】凡刺胸腹者。必避五藏。中心者环死。中脾者五日死。中肾者七日死。中肺者五日死，中膈者皆为伤中。其病虽愈。不过一岁必死。刺避五藏者。知逆从也。（【素问·诊要经终论】）

【解读】凡诸用针去刺人胸腹部之经穴位者，必须避开五藏免刺中。凡刺中心藏者，约在一个气血循环的时间内，立即会死去。凡刺中脾藏者，至五日会死去。凡刺中肾藏者，至七日会死去。凡刺中肺藏者，至五日会死去。凡刺中于膈者，皆为之伤中于膈膜的内者也，其病虽似愈之不立死，却也活不过一岁，必会死去。故在针刺胸腹时，必须要先避开五藏者，则要知其何之为逆者，不可去刺之；何之为从者，可刺之也。

【原文之二百八十】无刺大醉。令人气乱。无刺大怒。令人气逆。无刺大劳人。无刺新饱人。无刺大饥人。无刺大渴人。无刺大惊人。（【素问·刺禁论】）

【解读】凡言针刺之禁忌者，不可以刺之于饮酒后的大醉人，刺之令人气机会动乱；不可以刺其刚发大怒之人，刺之令人气机向上生逆乱；不可以刺其过度劳累之人；不可以刺其刚进食的过饱人；不可以去刺尚未进食之大饥大饿人；不可以去刺口中作干之大渴人；不可以刺其刚遭到大惊之受恐人。